JN093965

看護の現場ですぐに役立つ

# 消化器内視鏡看護

診療現場での実践的なケアの方法が身に付く！

青木 亜由美／河上 真紀子 著

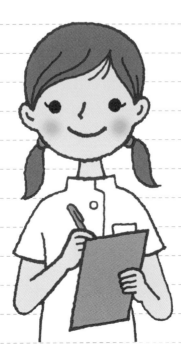

秀和システム

# はじめに

　わが国において、死因の1位は悪性新生物であり、そのうちの上位に消化器系の癌があります。近年、対策型胃癌検診に上部消化管内視鏡検査が追加されるなど、内視鏡検査の需要は高まっています。増加する検査数や高度化する内視鏡治療に対応するために、安全かつ迅速に検査や治療を施行できることが必須となります。内視鏡診療の現場において、医師のみならずコメディカルにも、専門的知識と高い技術が求められています。

　内視鏡診療は、外科的手術と比較すると低侵襲ではありますが、受検者の負担は大きいといえます。そのため苦痛の軽減を目的として、多くの施設で鎮静薬などが使用されており、患者管理は看護師の重要な役割です。さらに、受検者は検査・治療を受けることに対する恐怖や、その結果に対する不安を抱えています。検査室での短い時間の関わりの中で、その受検者の気持ちに寄り添い、支援することも忘れてはいけません。

　近年、医療現場において、チーム医療が盛んにいわれていますが、内視鏡診療の現場においても医師、看護師、臨床検査技師、臨床工学士、事務など多くの職種が1つのチームとなって協働しています。看護師は職種間の調整といったチーム医療の要となる役割を担っています。そして、COVID-19の感染拡大を契機に、内視鏡診療分野では感染対策の見直し、強化が行われたこともあり、看護師の業務は多岐にわたっています。

　内視鏡検査は、一生に一度受ければよいわけではありません。受検者に「あなたがいてくれて、安心して受けられた」と思ってもらえることに喜びを感じ、内視鏡ってやりがいがあると思える看護師さんが1人でも増えることを願っております。そして本書が少しでもそのお役に立てたら幸いです。

2020年11月

著者を代表して　青木　亜由美

看護の現場ですぐに役立つ
# 消化器内視鏡看護

## chapter 1 内視鏡の基礎知識

## chapter 2 内視鏡で診断できる疾患

## chapter 5 感染管理

## chapter 6 スコープの故障と予防策

## chapter 7 消化器内視鏡技師制度

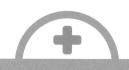

# 本書の使い方

　本書はchapter 1〜7で構成されています。

　テーマは消化器系内視鏡看護ですが、内視鏡看護を学ぶうえで、周辺機器や処置具、薬剤、感染対策など広い知識を持つことも大切です。本書では内視鏡診療に携わるために必要な基本的な情報を集約しています。

　内視鏡診療の介助では、検査や処置についての知識・技術と、患者さんのケアの技能が同時に要求されます。本書では処置の流れと、介助・看護のポイントをまとめていますので、実践をイメージしやすい構成になっています。

　初学者で基本から学びたい方は、はじめの項から日常業務の予習復習のお供に、経験者は知りたい項を実務の参考として、というように目的に合わせてお使いください。また、新人の指導書として、指導者の方にも活用していただけます。

　内視鏡診療は大変奥の深いものです。正しい知識を身に付け、一緒にステップアップしていきましょう。

## chapter 1　内視鏡の基礎知識

　内視鏡システム、周辺機器、薬剤など、内視鏡診療で必須となる知識をまとめて説明します。

## chapter 2　内視鏡で診断できる疾患

　上部消化管、下部消化管（大腸・小腸）、胆膵系に分けて、内視鏡でわかる疾患を説明します。

## chapter 3　内視鏡検査

　検査の流れ、介助・看護のポイントを検査別に解説します。内視鏡診療には欠かせない鎮静薬投与中の看護については独立の節を設けて説明します。

## chapter 4　内視鏡治療

　代表的な内視鏡治療を挙げて説明します。偶発症とその対処方法について理解しておくことが必要です。

## chapter 5　感染管理

　基本的な感染対策に加えて、内視鏡分野に特有のスコープや処置具の再生処理についても説明します。

## chapter 6　スコープの故障と予防策

　主に頻度の高いスコープ故障とその予防策について説明します。

## chapter 7　消化器内視鏡技師制度

　消化器内視鏡技師、小腸カプセル内視鏡読影支援技師、大腸カプセル内視鏡読影支援技師の制度について説明します。

初めて見る機器やデバイスばかりで、覚えられるか……。1つずつ知識と技術を学んで、一人前になれるようにがんばります。

新人ナース

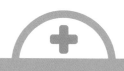

# 本書の特長

　消化器内視鏡診療は、消化器系疾患のうち主に消化管分野、膵臓・胆嚢分野を対象とし、多くの検査・処置の種類があります。消化器内視鏡看護とは、その検査・処置の目的・内容を熟知したうえで、患者のケアと診療の補助（処置の介助）を行うものです。

　本書では、特殊な分野である消化器内視鏡看護のスキルを身に付けられるよう、様々な工夫を取り入れています。

### 役立つ ポイント1 　内視鏡診療に必要となる知識を理解できる

　多くの写真やイラストを使って解説することで、イメージしやすくなっています。

### 役立つ ポイント2 　多くの内視鏡画像から 疾患についての知識が得られる

　一般的な疾患の参考書よりも内視鏡画像を多用し、実際の検査の流れに沿って構成しています。

### 役立つ ポイント3 　検査・処置ごとに 流れと看護のポイントがわかる

　検査・処置ごとに看護のポイントを解説し、的確な対応が実践できるように構成されています。先輩やベテランナースからのワンポイントアドバイスを随所に載せ、理解を深められるようになっています。

役立つ
ポイント4  **感染対策やスコープの故障予防についても学べる**

感染対策やスコープの故障予防など、内視鏡診療に関連した広い知識を学べます。


役立つ
ポイント5  **指導書としても活用できる**

指導者がどのように指導したらよいかも示しているため、指導書としても活用できます。

たくさんのイラストや写真が載っていて、
実践に活かしやすい内容なので、予習復習
に使っています。メモページに書き込んで、
オリジナルの参考書にしようと思います。

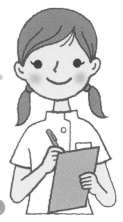

新人ナース

# この本の登場人物

本書の内容をより深く理解していただくために、
医師、ベテランナース、先輩ナースから新人ナースへ、アドバイスやポイントの説明をしています。

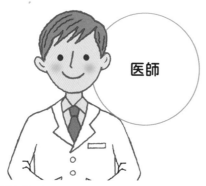

医師

病院の勤務歴8年。的確な判断と処置には定評
があります。

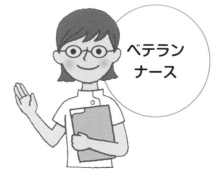

ベテラン
ナース

看護師歴10年。優しさの中にも厳しい指導を信念
としています。

先輩
ナース

看護師歴5年。身近な先輩であり、新人ナースの指
導役でもあります。

新人
ナース

看護師歴1年。看護の関わり方、ケアについて勉強し
ています。医師や先輩たちのアドバイスを受けて早
く一人前のナースになることを目指しています。

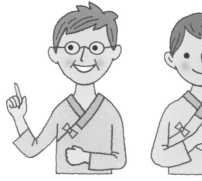

患者の
皆さん

患者さんからも、ナースへの気持ちなどを
語っていただきます。

chapter 1

# 内視鏡の基礎知識

内視鏡診療には、様々な機器、薬剤が必要です。

基本のキから、一緒に学んでいきましょう。

# 内視鏡とは

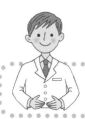

軟性内視鏡およびカプセル内視鏡について理解しましょう。

## 内視鏡の目的と種類

主に金属管の本体に光学系やレンズを組み込んだ医療機器で、人体内部を観察・治療するために用いられます。内視鏡の対象は、耳鼻咽喉科、気管支、上部消化管、小腸、大腸、胸腹腔、胆道、関節など多岐にわたります。

**軟性内視鏡**とは、本体に可動性があり、消化管内部の観察や治療に用いられるものです。

**硬性内視鏡**とは、本体に可動性がないものです。直腸鏡はこの部類です。現在は外科的な腹腔鏡手術で用いられます。

**カプセル内視鏡**とは、本体がカプセルの形状をしており、光学系やランプを内蔵したものです。カプセル内視鏡そのものを嚥下して、主に小腸・大腸内部の観察に用いられます。

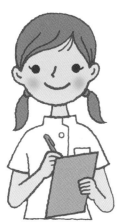

内視鏡部署に来て、スコープや機器の多さに圧倒されました。機器の名称など、初めて耳にする言葉も多くて、覚えられるか不安ですが、先輩たちに追い付けるようにがんばります。

新人ナース

# スコープの種類・構造

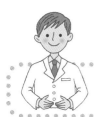

すべて覚えるのは大変ですが、日常業務の中でなじんでいきましょう。

## 汎用スコープの名称

消化器分野で主に用いられる軟性内視鏡にも、用途に応じて様々な種類があります。種類や構造について解説していきます（図A）。

▼図A-2　先端部の拡大写真

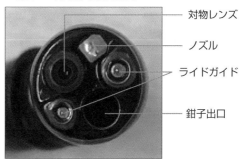

- 対物レンズ
- ノズル
- ライドガイド
- 鉗子出口

▼図A-1　スコープ各部の名称

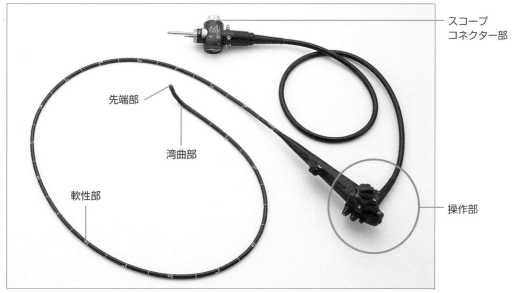

- スコープコネクター部
- 先端部
- 湾曲部
- 軟性部
- 操作部

画像提供：オリンパス株式会社

# 視野方向の種類

## ●直視タイプ

検査にも治療にも用いられる一般的な内視鏡です（図B）。上部消化管用には、経口で挿入するもの、経鼻でも挿入可能な極細径のものがあります。上部消化管スコープ、大腸スコープ、小腸スコープ、胆道スコープがこのタイプになります。

▼図B　直視タイプ

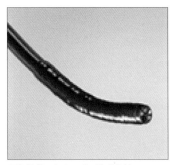

画像提供：オリンパス株式会社

## ●斜視タイプ

胃体部後壁や胃角部、十二指腸球部といった、直視型スコープでは対応困難な部位の正面視が可能で、観察・処置が容易に行える斜視型ビデオスコープです（図C）。視野角は120°、先端部外径11.3mm、視野方向は前方斜視45°で、鉗子起上台を装備しています。ハイビジョン対応CCD、NBI（狭帯域光観察）機能を搭載したスコープもあります。

▼図C　斜視タイプ

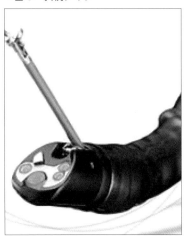

## ●十二指腸鏡

十二指腸用内視鏡は、先端部に内蔵される対物レンズや照明レンズなどが側面に配置されている側視型です（図D）。十二指腸のファーター乳頭を介して行われる逆行性膵胆管造影（ERCP）に対応でき、鉗子が側面に向くように鉗子起上装置が内蔵されています。鉗子レバーを操作することにより鉗子などを意図した部位へ誘導し、ガイドワイヤーの固定を補助するVシステム機能を持ちます。光学系の視野方向は105°（後方斜視）、視野角は100°となっています。先端部の構造は複雑であり、使用時は先端キャップを取り付けます。使用時の先端キャップの確実な取り付けと、使用後の先端部の的確な洗浄が必要です。

TJF-Q290V、ED-580Tは、セットアップが容易な着脱式ディスポーザブル先端キャップになっており、リプロセス作業（洗浄・消毒・滅菌といった、反復利用するための作業）が不要になっています。

▼図D　十二指腸鏡（オリンパス JF-240、JF-260V、TJF-260V、TJF-Q290V）

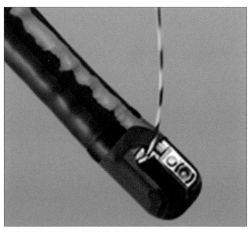

画像提供：富士フイルム株式会社

スコープの種類は違っても基本の構造は同じです。撮像方式には面順次式（RGB 3原色）と同時式（基本的には一般のビデオカメラと同じ）があります。

▼先端キャップのディスポーザブル化

鉗子起上ワイヤーの内装化、鉗子起上ワイヤー管路の廃止

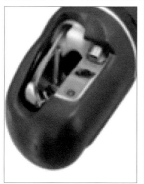
TJF-260V

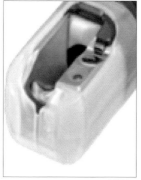
TJF-Q290V

●カプセル内視鏡

　小型カメラを内蔵したカプセル状の内視鏡です（図E）。コヴィディエンジャパン社製（Medtronicブランド）とオリンパス社製があります。小腸カプセル内視鏡（PillCam® SB3）は長さ約26mm×直径約11mm、大腸カプセル内視鏡（PillCam® COLON2）は両端に小型カメラが搭載されており、長さ約31.5mm×直径約11.6mmの楕円形ドーム形状の中にCCD（CMOS）、光源、バッテリ、画像転送アンテナなどを収めた機器で、重さは3.45gです。

▼図E　カプセル内視鏡

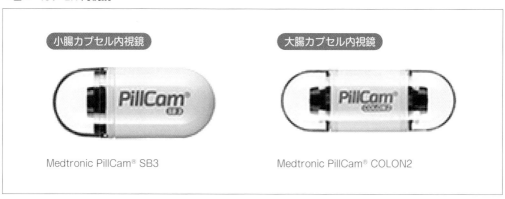

小腸カプセル内視鏡

大腸カプセル内視鏡

Medtronic PillCam® SB3

Medtronic PillCam® COLON2

　COLON2の場合、片側のカメラの視野角は172°で、両側を合わせると344°となり、ほぼ全周を撮像できます。口から嚥下されたカプセルが消化管の蠕動運動によって移動し、小腸用では1秒間に2〜6枚の画像を、大腸用では1秒間に4〜35枚の画像を6〜15時間にわたって撮像可能です。さらに、カプセルの移動速度を自動認識して撮像枚数を変えられるAFR（フレームレート調整）機能があり、移動速度が遅いときは撮像枚数を減らして類似の画像の重複を減らし、移動速度が速いときは撮像枚数を増やして見落としを減らせるようになっています。

　カプセル内視鏡検査の場合、カプセルの嚥下の必要はありますが、検査中は普通の日常生活を送ることができ、患者の侵襲も少なく、負担が大幅に軽減される検査です。ただし、病変の認識に使用する検査であり、精密検査が必要な病変が見つかった場合、別の内視鏡による詳細な検査が追加されます。

　消化管の狭窄を有する患者、狭窄または狭小化が疑われる患者に対してカプセル内視鏡を使用する場合は、事前に消化管の開通性を評価するためにカプセル内視鏡と同じサイズの崩壊性のカプセルであるパテンシーカプセルを使用します。

# 内視鏡システム

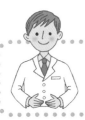

メーカーにより多少異なりますが、内視鏡システムの基本的な構造は同じです。

## 内視鏡システム

**内視鏡システム**は、主に画像モニター、プロセッサー、光源装置で構成されます。内視鏡診療を行うためには、スコープのほかに、このシステムが必須です（図A）。

- **画像モニター**は、内視鏡像をリアルタイムに映し出します。
- **プロセッサー**は、スコープ先端のレンズからの電気信号を画像に変換する機械で、内視鏡システムの中核となる部分です。その他の機能として、以下のようなものがあります。
  ❶ホワイトバランス：スコープごとに色の違いが出ないように、色を一定の基準に設定します。
  ❷色調調整：内視鏡画像の赤や青の色調を変化させることができます。通常の観察では調整する必要はなく、特殊スコープを用いて細胞核を観察する（超拡大観察）際に変更します。
  ❸構造強調：内視鏡画像の模様や輪郭を電気的に強調します。
  ❹測光切り替え：光量を調整し、観察時のハレーションを抑えたり、処置具を挿入したときの影となる部分を明るく調整したりできます。
  ❺色彩強調：色のコントラストを調整します。強調することで、全体的に色味が強くなります。

- **光源装置**は、光を発生させ、スコープのライトガイドを通して体内を照らします。また、ポンプ機能を備えており、接続した送水タンクを通じて送気・送水を行います。さらに、白色光（通常光）以外に、微小血管構造や粘膜模様を強調するための特殊光を発生させる機能も備えています。特殊光観察によって、より詳細な診断を行うことが可能になります。

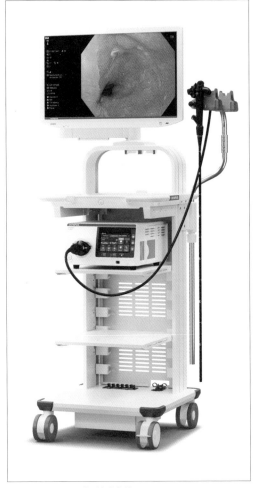

画像提供：オリンパス株式会社

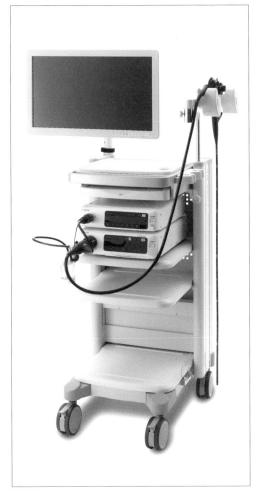

画像提供：富士フイルム株式会社

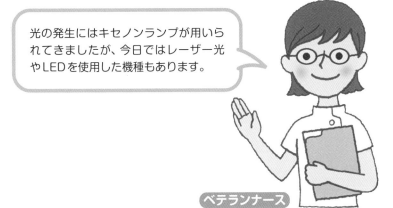

光の発生にはキセノンランプが用いられてきましたが、今日ではレーザー光やLEDを使用した機種もあります。

ベテランナース

# 周辺機器

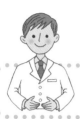

周辺機器とは、内視鏡診療をより便利にしてくれるものです。

## 様々な周辺機器

周辺機器には、記録装置、炭酸ガス送気装置、送水装置などがあります（図A）。

### ●記録装置

ビデオプリンターやファイリング装置、静止画記録装置などがあり、内視鏡画像をプリントアウト、ファイリングシステムにより記録することができます。

### ●炭酸ガス送気装置

空気の代わりに、医療用炭酸ガスを送気するための装置です。スコープを介して行う送気では通常、大気中の空気を送ります。体腔内に入った空気は残存し膨満感から患者は苦痛を感じます。一方、医療用炭酸ガスは腹腔鏡手術の気腹にも用いられているガスで、体腔内に残っても吸収されるため膨満感による患者の苦痛を軽減でき、不燃性で安全に使用することができます。

### ●送水装置

フットペダルを踏むことで、内視鏡を介して送水を行うことができる装置です。処置や治療で、処置具をスコープに挿入したままでも送水を行うことができて有用です。

▼図A　周辺機器

炭酸ガス送気装置

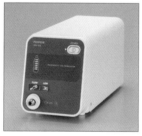

画像提供：富士フイルム株式会社

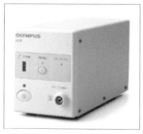

画像提供：オリンパス株式会社

送水装置

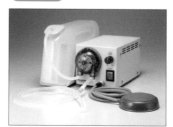

画像提供：富士フイルム株式会社

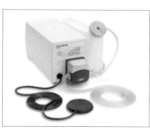

画像提供：オリンパス株式会社

# スコープの使用前点検

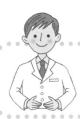

検査や治療を始めてから不具合が発生するのを防ぐため、使用前の点検はとても重要です。

## スコープの外装点検

**スコープ**の**外装点検**のポイントを以下に示します（図A）。

❶外装に破損やへこみがないこと、レンズ面に傷や欠損、汚れがないことを確認する。

❷送気・送水ボタン、吸引ボタン、鉗子栓の破損や汚れがないことを確認し、スコープに取り付ける。

❸軟性部が十分に湾曲することを確認する。

❹上下・左右アングルノブを回して、スムーズに動くこと、十分な湾曲の角度が得られることを確認する。医師以外が操作する際は、アングル固定レバーを解除しておく。

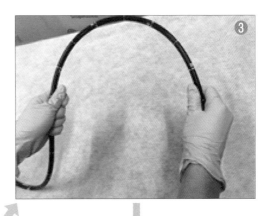

▼図A　スコープの外装点検

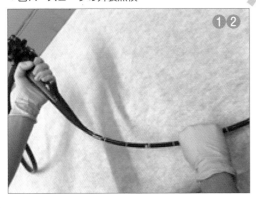

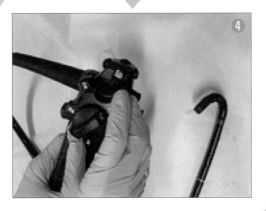

# スコープの接続〜内視鏡システムの起動

スコープの接続のポイントを以下に示します。

❶各メーカーの手順に従い、スコープをシステムに接続する。

❷プロセッサーの電源をオンにし、モニターにスコープ情報や画像が表示されることを確認する。

❸光源装置の電源をオンにする。

❹ランプを点灯させ、画像が正常に映し出されているか確認する。

❺送気・送水ボタンの穴を塞いで十分な送気がなされること、さらに送気・送水ボタンを押し込んで送水ができることを確認する（図B）。

❻吸引ボタンを押し込んで、吸引できることを確認する。

❼レンズ面に手をかざして、内視鏡画像に欠けやくもりなどがないことを確認する（図C）。

❽リモートスイッチを押して、設定どおりの操作ができ、撮影が可能であることを確認する。

▼図B　送気・送水および吸引の確認

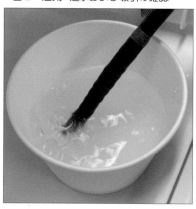

▼図C　手をかざして内視鏡画像を確認

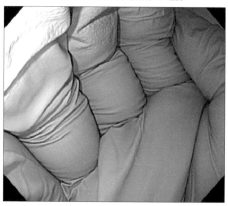

# 周辺機器の点検

周辺機器の点検手順を以下に示します。

●炭酸ガス送気装置

❶炭酸ガス送気装置専用ガスチューブが本体に接続されていることを確認する。

❷炭酸ガス送気装置を起動させる。

❸$CO_2$ボンベを使用する場合、ボンベの残量が十分にあることを確認する。

❹送気・送水ボタンを操作して、十分な送気および送水ができることを確認する。

●送水装置

❶送水タンク、専用チューブを装置にセッティングして、チューブとスコープが接続されていることを確認する。

❷フットスイッチを踏んで、スコープの先端から送水されることを確認する。

❸送水の強度が調整できることを確認する。

# 高周波装置
# （一般的電気手術器）

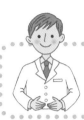

高周波装置は、医薬品医療機器等法で管理医療機器（クラスⅡ）に分類されます。内視鏡システムも同じ分類に位置付けられています。

## 高周波装置

電気を利用して、組織を切開・凝固する装置です。私たちが日常生活で使っている電気（商用周波数）は50〜60kHzであり、この低い周波数を人体に流すと感電を起こし危険です。一方、100kHz以上の高周波電流は感電しにくくなり、高周波装置はこの特性を利用した機器です（図A）。

▼図A　高周波装置

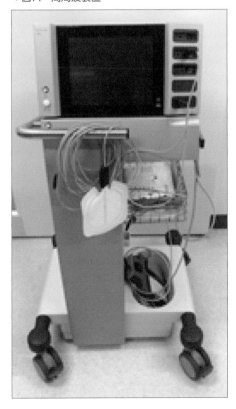

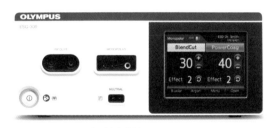

画像提供：オリンパス株式会社

▼図B　電流と電圧の関係 (イメージ)

抵抗（電流の流れにくさ）：滝の幅

電圧：滝の高さ

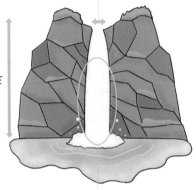

電流：流れる水の量

【考え方の例】
電圧（滝の高さ）が決まっている場合、
抵抗（滝の幅）によって、一定時間の
電流（流れる水の量）は変わる。

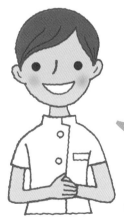

電気は、中学校で習った理科が基本です。電流・
電圧・抵抗はこんなイメージでしたね（図B）。
ここではこのあと、高周波の基本について触れ
ておきます。

先輩ナース

# 切開・凝固の効果

　高周波装置は、電流と電圧、波形のバランスによって、切開や凝固の効果を変えています（図C）。また、切開や凝固の効果は、高周波装置の出力設定に加えて、電流密度や組織の抵抗に影響を受けます（図D）。

▼図C　切開時と凝固時の出力設定

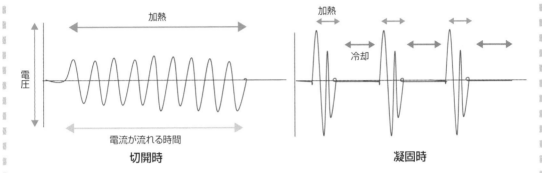

●**電流密度**

▼図D　切開・凝固効果に影響を与える要因

> 組織と処置具の接触面積が小さい：電流密度が高い

わずかな接触面に電流が集中し、組織の温度が急激に上昇して、水蒸気爆発が起こる。
電流密度が高い状態では、切開効果が高くなる。

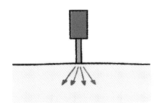

> 組織と処置具の接触面積が大きい：電流密度が低い

接触面が広いと、電流が分散されるため、組織の温度は比較的緩やかに上昇し、水蒸気爆発は起こらずに、組織は脱水・乾燥にとどまる。
電流密度が低い状況では、凝固効果が高くなる。

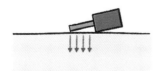

●組織の抵抗

抵抗が低い：電流が流れやすい

茎の細いポリープ、線維化や太い血管がなく、局注で
しっかり挙上される粘膜下層など。

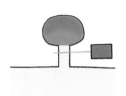 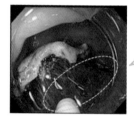

局注によって
できたみずみずしい
粘膜下層

抵抗が高い：電流が流れにくい

茎の太いポリープや太い血管が走る部分、炭化した（焦げ付いた）部位など。

炭化

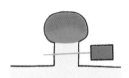 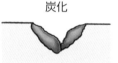 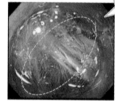

局注した粘膜下
層に太い血管が
走っている部分

**切開**：組織に対して連続的に熱を加えて水蒸気爆
発を起こさせ、破壊します。切開では、この
現象を連続的に起こします。切開で処置を
するときは、黄色いフットペダルを踏みま
す。

**凝固**：凝固は、断続的に電流を流して、組織の水
蒸気爆発を起こさずに熱で固める処置で
す。止血効果が得られます。凝固で処置を
するときは、青いフットペダルを踏みます。

**混合**：切開と凝固の波形を組み合わせるもので、
両方の効果が得られます。混合波形には
様々なモードがあり、機種によってその名
称も異なります。

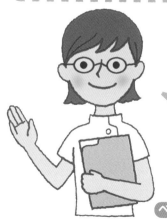

心臓ペースメーカーや心臓除細動器が埋め込まれ
ている患者さんに高周波装置を使用すると、埋め
込み型電子機器の誤作動を招く恐れがあります。
緊急事態に対応できるように、DCや救急カートを
準備しておく必要があります。

ベテランナース

# モノポーラタイプ

## ●電気の流れ

高周波装置は電流の経路によって、モノポーラとバイポーラの２つのタイプがあります。

## ●モノポーラタイプ

電流は、アクティブコード（Aコード）から処置具を介して組織を流れて、対極板から体外に出ていきます（図E）。多くの施設で使用されているタイプです。対極板を貼付した部位によっては、組織に流れた電流を安全に回収することができず、熱傷を起こす恐れもあります（図F）。

▼図E　モノポーラ

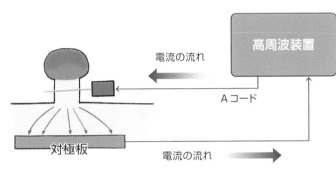

モノポーラは、作用が起こる点が１つ（モノ）
処置具から対極板に向かって電流が流れるため、通電時間が長くなると組織の深部まで焼灼（しょうしゃく）してしまう

▼図F　対極板を装着するときの注意点

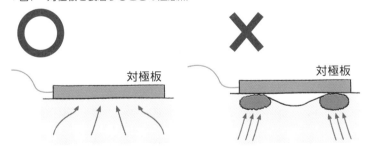

体の凹凸や体毛により、対極板が密着しないと、電流を回収できる面積が減り、熱傷の原因となる

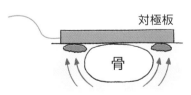

骨は電流を通さないため、骨ばった部位に貼付すると、熱傷の原因となる

### ●モノポーラタイプのときの注意点

　対極板の好ましい貼付部位は、平坦な部位、筋肉質の部位、体毛の少ない部位、術野から遠すぎない位置です。

　体内インプラントのある患者に対する装着時の注意として、内視鏡処置・治療を行う部位と対極板の間に、体内インプラントをはさまないようにすることが必要です（図G）。

▼図G　体内インプラントのある患者での対極板貼付の注意点

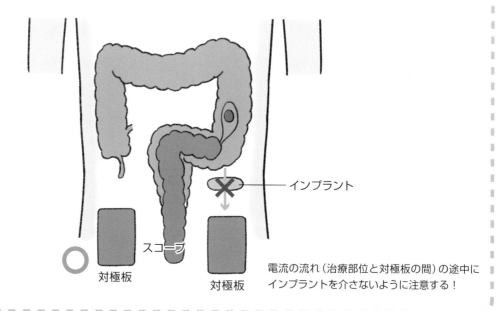

インプラント

スコープ

対極板

対極板

電流の流れ（治療部位と対極板の間）の途中にインプラントを介さないように注意する！

# バイポーラタイプ

　電流は、アクティブコード（Aコード）から処置具を介して組織に流れ、処置具から体外に出ていきます（図H）。対極板が不要で、人体に電流が流れる部分は非常に局所的であり、周囲組織の熱による損傷が少ないことが特徴です。ペースメーカーや体内インプラントが留置されている患者にも安全に使用できます。ただし、専用デバイスが必要となります。

▼図H　バイポーラ

**バイポーラ**は、作用が起こる点が2つ（バイ）
電流は処置具内の2つの電極間を流れる

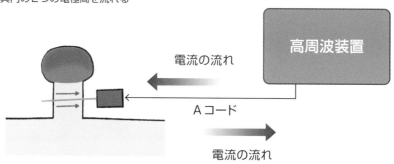

電流の流れ

高周波装置

Aコード

電流の流れ

# 前処置で使用される薬剤

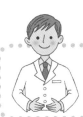

前処置は看護師さんが担当することが多いですが、アレルギー症状などが発症することもあります。緊急時の対処方法も覚えておきましょう。

## ✚ 消泡剤、粘液溶解除去薬

　粘膜に粘液が付着していると観察の邪魔になるため、患者に服用してもらうか、またはスコープの鉗子口から注入して直接洗い流します。

▼消泡剤、粘液溶解除去薬

| 一般名・商品名 | 用法 | その他 |
|---|---|---|
| ジメチコン<br>・ガスコン®ドロップ内用液2%<br>・バロス®消泡内用液2%<br>・バルギン®消泡内用液2% | 検査15～40分前に40～80mgを水10mLとともに服用する。 | 水に溶けないため、使用前にはよく振って混ぜることが必要である。 |
| プロナーゼ<br>・プロナーゼ®MS<br>・ガスチーム® | プロナーゼ2万単位（0.5g）と炭酸水素ナトリウム1gを水50～80mLに溶かして服用する。<br>内視鏡から注入する場合、プロナーゼ20gと炭酸水素ナトリウム40gを水2000mLに溶解して作成し注入する（ジメチコン液剤200mLを混ぜてもよい）。 | 【禁忌】<br>・胃内出血のある患者<br>・本剤に対し過敏症の既往歴のある患者 |

※アンダーライン：一般名

# 局所麻酔薬

主に咽頭麻酔として使用されます。経鼻内視鏡では、ナファゾリン（血管収縮薬）とともに前処置薬として用いられます。

▼局所麻酔薬

| 一般名・商品名 | 用法 | その他 |
|---|---|---|
| <u>リドカイン</u><br>キシロカイン® | 噴霧剤の場合、1〜5回（8〜40mg）を咽頭麻酔として使用する。<br>ビスカスを口腔内に溜める、液剤を含嗽（がんそう）するなど、様々な麻酔方法が行われているが、誤嚥などによるリスクも考慮して選択する。 | 【禁忌】<br>本剤に対し過敏症の既往歴がある患者<br>【副作用】<br>重大な副作用に、アレルギー反応（アナフィラキシーショック）と中毒がある。 |

※アンダーライン：一般名

●副作用1：中毒

**原因：**
- 過量投与
- 急速な吸収（粘膜やびらん、炎症、血流の豊富な部位への投与）
- 薬物分解能の低い患者（高齢者、肝疾患患者など）
- 貧血、低蛋白症

**治療：**
- 酸素投与
- 静脈路の確保（カテコラミンによる昇圧、痙攣（けいれん）に対してジアゼパムなどを投与する）
- 必要に応じて気管内挿管を行い、呼吸管理を行う。

▼症状

| 速効型 | 数秒で発症 | 血管内投与によって起こることが多いが、粘膜への大量投与後にも発症する。突然の意識消失、呼吸停止、痙攣、ショックとなる。<br>アナフィラキシーショックとの違いは、皮膚症状が見られないことである。 |
|---|---|---|
| 遅発型 | 投与5〜30分後に発症 | 局所薬の吸収により血中濃度（めいてい）が上昇するために発症する。中枢神経症状（傾眠、多弁、酩酊状態、興奮、不安感など）が出現したあとに、意識消失や痙攣が出現し、呼吸停止となる。初期は血圧が上昇し、頻脈となるが、末期には血圧低下、徐脈となる。 |
| 蓄積型 | 投与を繰り返すことで発症 | 薬剤が蓄積され、血中濃度が上がる。 |

● 副作用 2 ：アナフィラキシーショック

**原因：**

　Ⅰ型アレルギーが急速に起こり、ヒスタミンが急速に放出され、血管が虚脱するためにショックになる。薬剤に含まれる防腐剤（メチルパラベン）が原因と考えられている。

**症状：**

- 皮膚・粘膜症状：発疹、紅潮、全身浮腫
- 呼吸器症状　：呼吸困難、気道狭窄、喘鳴（ぜんめい）
- 循環器症状　：血圧低下、頻脈、意識障害

**治療：**

- アドレナリン（ボスミン®）0.2～0.3mgを筋肉注射
- 酸素投与
- 静脈路の確保（乳酸リンゲル液1.5～2Lを急速投与、ステロイド、昇圧剤、アミノフィリンの静脈注射）
- 気管内挿管、人工呼吸器管理を行う。

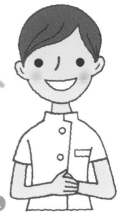

初回検査の被検者に対してリドカイン使用歴を尋ねる際は、「歯科の麻酔で具合が悪くなったことはありませんか？」など、例を挙げるとよいですね。

先輩ナース

# 血管収縮薬

　経鼻内視鏡の前処置として用いられ、血管収縮作用によって、スコープ挿入時の鼻出血を予防します。

▼血管収縮薬

| 一般名・商品名 | 用法 | その他 |
|---|---|---|
| <u>ナファゾリン</u><br>プリビナ® | 成人鼻腔内に2～4滴（0.1～0.2mL）投与する。一般的な噴霧器を使用する場合、1噴霧は0.1mL程度となる。 | 【禁忌】<br>・本剤に対し過敏症の既往歴のある患者<br>・MAO阻害薬を投与している患者<br>【慎重投与】<br>・冠動脈疾患のある患者<br>・高血圧の患者<br>・甲状腺機能亢進症の患者<br>・糖尿病の患者 |

※アンダーライン：一般名

# 注射薬

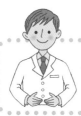

施設によって採用している薬剤は異なりますが、使用している薬剤の特徴を
よく理解しておきましょう。

## 鎮痙薬

消化管の蠕動運動を抑えて、スコープ挿入や観
察、処置を容易にする目的で使用します。

▼鎮痙薬

| 一般名・商品名 | 用法 | その他 |
|---|---|---|
| ブチルスコポラミン臭化物<br>ブスコパン® | 通常成人1回10〜20mg<br>静脈内または筋肉内投与<br>する。 | 【禁忌】<br>・出血性大腸炎の患者<br>・閉塞隅角緑内障の患者（開放隅角緑内障<br>　の患者に対しては慎重投与）<br>・前立腺肥大による排尿障害のある患者<br>・重篤な心疾患のある患者<br>・麻痺性イレウスの患者<br>・本剤に対し過敏症の既往歴のある患者<br>【副作用】<br>口渇、動悸、眼の調節障害、排尿障害 |
| グルカゴン<br>グルカゴン | 1回0.5〜1mgを筋肉内<br>または静脈内注射する。<br>作用時間は<br>静脈内：15〜20分間<br>筋肉内：約25分間 | 【禁忌】<br>・褐色細胞腫およびその疑いのある患者<br>・本剤に対し過敏症の既往歴のある患者<br>【注意】<br>投与後に二次的な低血糖を起こす恐れが<br>ある。 |

※アンダーライン：一般名

# 注射薬以外の胃蠕動運動抑制剤

注射薬以外の胃蠕動運動抑制剤について、次表に示します。

▼注射薬以外の胃蠕動運動抑制剤

| 一般名・商品名 | 用法 | その他 |
|---|---|---|
| ℓ-メントール<br>ミンクリア® | 本剤20mL（ℓ-メントール160mg）を内視鏡の鉗子口から胃幽門前庭部に行き渡るように散布する。 | 【禁忌】<br>本剤に対し過敏症の既往がある患者<br>【注意】<br>・注射、経口投与は行わない。<br>・眼に対する刺激があるため、鉗子口からの注入時に飛散しないよう注意が必要である。万一、眼に入った場合、直ちに水やぬるま湯で洗い流す。<br>【その他】<br>上部消化管内視鏡でのみ保険適応されている。 |

※アンダーライン：一般名

# 鎮静薬とその拮抗薬

内視鏡診療における鎮静は、患者の不安や不快感を取り除いて内視鏡検査・治療に対する満足度を改善する効果があるとともに、医師の観点からは検査内容の充実や治療成績の向上においても有用です。なお、鎮静とは投薬により意識レベルを低下させることです。

内視鏡検査・治療の目的で行われる鎮静の深度としては、主に中等度鎮静／鎮痛（moderate sedation/analgesia）すなわち意識下鎮静（conscious sedation）が推奨されています。

●ベンゾジアゼピン系薬剤の作用
❶抗不安作用
❷抗痙攣作用
❸筋弛緩作用
❹鎮静作用
❺健忘作用
❻催眠作用

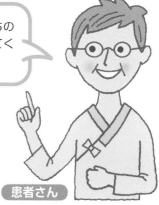

注射は苦手ですが、私たちの不安や不快感を取り除いてくれる目的があるのですね。

患者さん

▼鎮静薬とその拮抗薬

| | 一般名・商品名 | 特徴 | 半減期 | その他 |
|---|---|---|---|---|
| ベンゾジアゼピン系 | ジアゼパム<br>セルシン®<br>ホリゾン® | 鎮静・筋弛緩・抗痙攣作用が強い。作用時間が長い。血管痛、静脈炎に注意が必要である。 | 35時間 | 【禁忌】<br>・本剤に対し過敏症の既往歴がある患者<br>・急性閉塞性隅角緑内障の患者<br>・重症筋無力症のある患者<br>・HIVプロテアーゼ阻害剤等を投与している患者<br>・ショックの患者、昏睡の患者、バイタルサインの抑制が見られる急性アルコール中毒の患者<br>【副作用】<br>舌根沈下による上気道閉塞、呼吸抑制、錯乱、血圧低下、頻脈または徐脈、血栓性静脈炎 |
| | ミダゾラム<br>ドルミカム® | 中時間作用型。<br>血管痛がなく、速効性がある。 | 1.8〜6.4時間<br>(ジアゼパムの1/10) | 【禁忌】<br>・本剤に対し過敏症の既往歴がある患者<br>・急性閉塞性隅角緑内障の患者<br>・重症筋無力症のある患者<br>・HIVプロテアーゼ阻害剤等を投与している患者<br>・ショックの患者、昏睡の患者、バイタルサインの抑制が見られる急性アルコール中毒の患者<br>【副作用】<br>嘔気・嘔吐、無呼吸・呼吸抑制、舌根沈下、アナフィラキシーショック、心室性頻脈など |
| | フルニトラゼパム<br>サイレース®<br>ロヒプノール® | 強力な睡眠作用がある(ジアゼパムの約10倍)。<br>血管痛はジアゼパムに比べて少ない。 | 7時間 | 【禁忌】<br>・本剤に対し過敏症の既往歴がある患者<br>・急性閉塞性隅角緑内障の患者<br>・重症筋無力症のある患者<br>【副作用】<br>無呼吸、呼吸抑制、舌根沈下、錯乱 |
| ベンゾジアゼピン受容体拮抗薬 | フルマゼニル<br>アネキセート® | ベンゾジアゼピン系薬による鎮静の解除・呼吸抑制の拮抗。 | 50分<br>(効果持続時間が短い) | 【禁忌】<br>・本剤およびベンゾジアゼピン系薬剤に対し過敏症の既往歴のある患者<br>・長期間ベンゾジアゼピン系薬剤を投与されているてんかん患者<br>【用法・用量】<br>初回0.2mgを緩徐に静脈内投与する。投与後4分以内に望まれる覚醒状態が得られない場合、さらに0.1mgを追加投与する。以後必要に応じて1分間隔で0.1mgずつ、総投与量1mgまで投与を繰り返す。患者の状態により適宜増減する。<br>【注意】<br>ベンゾジアゼピン系薬剤と比較して半減期が短いことから、再鎮静が起こる可能性がある。患者へ注意を促す必要がある。 |

| 一般名・商品名 | | 特徴 | 半減期 | その他 |
|---|---|---|---|---|
| α作動性鎮静剤 | デクスメデトミジン塩酸塩 プレセデックス® （拮抗薬なし） | 呼吸抑制が少なく、呼名に反応する。自然な睡眠に近い鎮静作用・鎮痛作用を併せ持つ。 | 2.4時間 | 【禁忌】本剤に対し過敏症の既往歴がある患者 【副作用】血圧低下、徐脈、心房細動、心停止、低酸素症、無呼吸、呼吸抑制、舌根沈下 【注意】シリンジポンプを用いて持続静注する。ルート内の薬剤がボーラス投与されるのを防ぐため、メインとは別の静脈ルートを確保し投与する。 |
| 静脈麻酔薬 | プロポフォール ディプリバン® （拮抗薬なし） | 麻酔後回復時間が速やか（超短時間作用型）で、持続投与時も蓄積は少ない。乳脂肪剤。 | 2〜8分 | 【禁忌】・本剤に対し過敏症の既往歴のある患者 ・ダイズ油、卵黄に対し過敏症のある患者 ・小児 【副作用】低血圧、アナフィラキシー、気管支痙攣、一過性無呼吸、舌根沈下、徐脈 |

※アンダーライン：一般名

副作用の発生に備えて、救急カートなど急変時に対応できる環境を整えておくことが必須です。そして、多職種で定期的に急変時対応の訓練を実施し、緊急時対応の確認をしておきましょう。

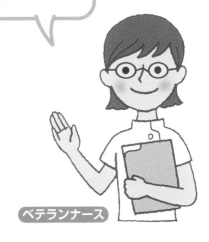

ベテランナース

# 鎮痛薬とその拮抗薬

主に下部消化管内視鏡検査で、鎮静薬とともに使用されるほか、治療においては上部・下部消化管ともに用いられる薬剤です。**鎮痛**とは、意識レベルを低下させずに痛みを軽減すこと、と定義されています。

▼鎮痛薬とその拮抗薬

| 一般名・商品名 | | 特徴 | 半減期 | その他 |
|---|---|---|---|---|
| 麻薬性鎮痛薬 | <u>ペチジン塩酸塩</u><br>塩酸ペチジン® | 合成麻薬・中枢性鎮痛作用。<br>鎮痛効果はモルヒネの1/5〜1/10。 | 4時間 | 【禁忌】<br>・急性閉塞性隅角緑内障の患者<br>・本剤に対し過敏症の既往歴のある患者<br>・重症筋無力症の患者<br>【副作用】<br>ショック、アナフィラキシー、呼吸抑制、錯乱、せん妄、嘔気・嘔吐、起立性低血圧 |
| 麻薬拮抗性鎮痛薬 | <u>ペンタゾシン</u><br>ソセゴン® | 強力な鎮痛作用とオピオイド拮抗作用。<br>鎮痛作用はモルヒネの1/2〜1/4。 | 0.73時間 | 【禁忌】<br>本剤に対し過敏症の既往歴のある患者<br>【副作用】<br>ショック、アナフィラキシー、呼吸抑制、嘔気・嘔吐、一過性高血圧、頻脈、発汗 |
| 麻薬拮抗薬 | <u>ナロキソン塩酸塩</u><br>塩酸ナロキソン® | 麻薬による呼吸抑制ならびに覚醒遅延の改善。 | 64分 | 【禁忌】<br>・本剤に対し過敏症の既往歴のある患者<br>・バルビツール系薬剤等の非麻薬性中枢神経抑制剤または病的原因による呼吸抑制のある患者<br>【用法・用量】<br>1回0.2mgを静注する。効果不十分の場合、さらに2〜3分間隔で0.2mgを1〜2回追加投与する。 |
| 非麻薬性鎮痛薬 | <u>ブプレノルフィン塩酸塩</u><br>レペタン® | 強力かつ長時間の鎮痛効果。 | 2〜3時間 | 【禁忌】<br>・本剤に対し過敏症の既往歴のある患者<br>・重篤な肝障害のある患者<br>・妊婦または妊娠の可能性のある患者など<br>【副作用】<br>呼吸抑制、呼吸困難、めまい、頭痛、血圧低下、嘔気 |

※アンダーライン：一般名

# 色素内視鏡検査で使用される色素製剤

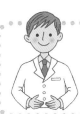

**色素内視鏡検査**とは、色素製剤を用いて病変の詳細な診断を行う検査方法です。手技の特性から、コントラスト法、染色法、色素反応法、蛍光法、血管内投与法があります。主な色素製剤の特性などについて理解しましょう。

## コントラスト法

　粘膜や病変の表面の凹凸を強調し、形態を観察することを目的とした方法です。

▼コントラスト法で用いられる色素製剤

| 色素製剤 | 推奨濃度 | 適応臓器 | その他 |
|---|---|---|---|
| インジゴカルミン | 0.05～3.0% | 胃、十二指腸、小腸、大腸 | 排泄物が青くなることがあるため、患者へ説明する。 |

## 色素反応法

　色素製剤が粘膜内の物質と化学反応を起こすことで変色させる方法です。

▼色素反応法で用いられる色素製剤

| 色素製剤 | 推奨濃度 | 適応臓器 | その他 |
|---|---|---|---|
| ルゴール液 | 1.2～3.0% | 食道：食道の上皮は、ヨウ素と反応して、黒褐色に染色される（ヨウ素・グリコーゲン反応）。癌などの上皮の異常部分は染まりにくい。 | ヨード・アレルギーの患者には禁忌。刺激が強く、散布後は胸焼けや胸痛などを感じることがある。 |
| チオ硫酸ナトリウム水和物 デトキソール® | 2.5% | ルゴール液の中和剤として使用。 | |
| クリスタルバイオレット ピオクタニン® | 0.04～0.05% | 大腸腫瘍 | 使用には、non-traumatic tube（オリンパス社製）を用いて、少しずつ滴下する。 |

# 染色法

　色素製剤が組織に吸収・浸潤して染色されるの
を利用した方法です。

▼染色法で用いられる色素製剤

| 色素製剤 | 推奨濃度 | 適応臓器 | その他 |
|---|---|---|---|
| クリスタルバイオレット ピオクタニン® | 0.04〜 0.05% | 大腸腫瘍 | 使用には、non-traumatic tube（オリンパス社製）を用いて、少しずつ滴下する。 |
| メチレンブルー | 0.2〜 1.0% | 胃、十二指腸、小腸、大腸 | 排泄物が青くなることがあるため、患者へ説明する。 |
| トルイジンブルー | | 食道、胃 | 排泄物が青くなることがあるため、患者へ説明する。 |

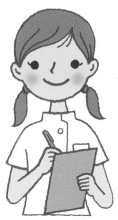

目的や対象臓器によって、いろいろな色素製剤があり、散布方法が異なりますね。

新人ナース

# 腸管洗浄剤

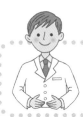

下部消化管内視鏡検査の前処置として、腸管洗浄剤を服用して、腸管内の便を排出させる必要があります。

## 腸管洗浄剤の特徴

　腸管洗浄剤の共通の禁忌は、胃腸閉塞、腸管穿孔、中毒性巨大結腸症などです。その他、各薬剤の禁忌・慎重投与の対象については下表をご覧ください。

▼様々な腸管洗浄剤

| | 商品名 | 規格 | 濃度 | 特徴 | その他 |
|---|---|---|---|---|---|
| PEG製剤 | ニフレック®配合内用剤 | バック製剤 | 等張 | ・服用方法が単純(2リットルを2時間かけて服用する)<br>・最大服用量は4リットル | 【慎重投与】<br>・腎機能障害 |
| | モビプレップ®配合内用剤 | バック製剤 | 高張 | ・服用方法がやや複雑(途中に水分摂取が必要となる)<br>・服薬量の減量が可能<br>・最大服用量は2リットル | 【慎重投与】<br>・腎機能障害<br>・心機能障害<br>・脱水を起こす恐れのある患者<br>・重度の急性炎症性腸疾患 |
| Mg製剤 | マグコロール®P | バック製剤／散剤 | 等張・高張(溶解法によって調整可能) | ・服薬方法が単純(1.8リットルを2時間かけて服用する)<br>・最大服用量は等張液で2.4リットル | 【禁忌】<br>・腎機能障害<br>【慎重投与】<br>・心機能障害<br>・高マグネシウム血症 |
| | ピコプレップ®配合内用剤 | 散剤 | 高張 | ・服用パターンが2つある<br>・水分摂取は必要だが、服薬量が少ない | 【禁忌】<br>・腎機能障害<br>【慎重投与】<br>・心不全、心機能障害<br>・高マグネシウム血症<br>・重度の活動性の炎症性腸疾患 |

| | 商品名 | 規格 | 濃度 | 特徴 | その他 |
|---|---|---|---|---|---|
| Nap製剤 | ビジクリア®配合錠 | 錠剤 | | ・錠剤とともに水分摂取が必要<br>・最大服用量は50錠 | 【禁忌】<br>・腎機能障害（透析患者を含む）、急性リン酸腎症<br>・高血圧症の高齢者<br>・うっ血性心不全、不安定狭心症<br>・QT延長症候群、重篤な心室性不整脈<br>・腹水を伴う疾患<br>【慎重投与】<br>・循環血流量減少（脱水等）のある患者<br>・腎機能障害<br>・腎機能に影響を及ぼす薬剤を服用中<br>・急性憎悪の慢性炎症性腸疾患<br>・心疾患 |

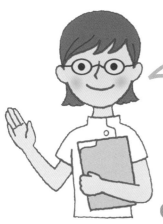

薬剤によって、服用方法が異なります。
患者さんが安全に服用できるように、
特徴を理解して服薬指導をしています。

ベテランナース

chapter 2

# 内視鏡で診断できる疾患

ここで取り上げるのは基本的な疾患ですが、

内視鏡を通して見ると、新たな発見があるでしょう。

# 上部消化管の疾患

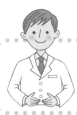

**上部消化管**とは、食道、胃、十二指腸を指します。内視鏡検査で発見・診断できる疾患は多数ありますが、頻度の高いものについて解説していきます。

##  食道疾患

### ●早期食道癌／進行食道癌

　**食道癌**とは、食道に発生した上皮性悪性腫瘍で、組織型は主に扁平上皮癌と腺癌の2つのタイプがあります。わが国では90%以上が扁平上皮癌です。また、逆流性食道炎に起因するバレット食道から発生する腺癌も近年、増加傾向にあります。扁平上皮癌の発生は、喫煙・飲酒との関連が強く、両方の習慣がある人はより危険性が高まります。50～70歳代の男性に好発するとされています。

▼早期食道癌

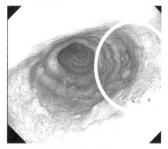

狭帯域光観察（NBIなど）で
brownish areaとして視認される

▼ヨード染色後

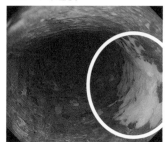

ヨード染色で不染帯となり、範囲が明瞭となる

▼進行食道癌

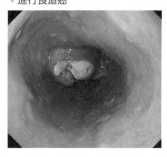
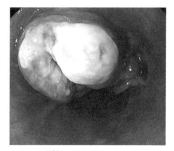

周堤を伴い中心に深い潰瘍を有する。潰瘍は不整で白苔（はくたい）が不均一に覆っている（汚い）

▼食道癌の診断～治療の流れ

食道癌を検索（内視鏡検査や食道造影を行う）　──→　肉眼型分類（図A）

▼図A　食道癌の肉眼型分類

[進行型]

| 1型（腫瘤型） | 2型（潰瘍限局型） | 3型（潰瘍浸潤型） |
|---|---|---|
| 隆起した形態を示し、周囲の粘膜との境界が明瞭 | 潰瘍を形成し、周囲の粘膜との境界が比較的明瞭で、潰瘍の周囲がドーナツ状に盛り上がっている | 潰瘍を形成し、周囲粘膜との境界が不明瞭で、潰瘍周囲のドーナツは一部が崩れている |

| 4型（びまん浸潤型） | 5型（分類不能型） |
|---|---|
| 一般的に潰瘍や隆起が目立たず、壁内に広範囲で浸潤している。なお、潰瘍や隆起が存在しても、浸潤が著しく広範囲に起きているものも、この型に分類される | 0-4型に分類できないもの |

[表在型（0-I型）]

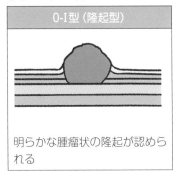

| 0-I型（隆起型） |
|---|
| 明らかな腫瘤状の隆起が認められる |

[表面型（0-II型）]

| 0-IIa型（表面隆起型） | 0-IIb型（表面平坦型） | 0-IIc型（表面陥凹型） | 0-III型（陥凹型） |
|---|---|---|---|
| 表面型だが、低い隆起が認められる | 肉眼で陥凹や隆起が認識できない。ヨード染色によって認識されることが多い | わずかなびらんや粘膜の浅い陥凹を認める | 明らかに深い陥凹が認められる |

## ●TNM分類

　TMN分類とは、壁深達度（T）、リンパ節転移（N）、遠隔転移（M）から病期（Stage）を決定する指標です。

| 壁深達度（図B参照）<br>（T：depth of Tumor invasion）<br>・内視鏡検査<br>・超音波内視鏡検査<br>・食道造影<br>・CT、気管支内視鏡検査 | リンパ節転移<br>（N：lymph Node）<br>・CT<br>・超音波内視鏡検査<br>・頸部・腹部超音波検査 | 遠隔転移<br>（M：Metastasis）<br>・CT、PET-CT<br>・MRI<br>・骨シンチなど |
|---|---|---|

| Stageの決定 | → | 治療方針の決定 |
|---|---|---|
| ・全身状態を含め総合的に評価する<br>・患者へ説明 | | 内視鏡治療（EMR、ESD）、外科手術、薬物療法、放射線療法 |

▼図B　食道癌の壁深達度

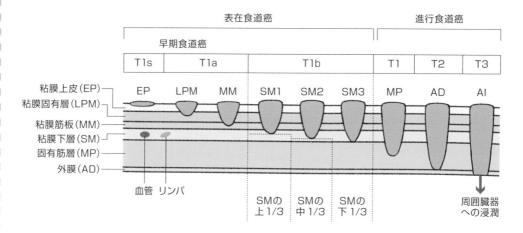

早期食道癌：原発巣が粘膜内にとどまる。リンパ節転移の有無は問わない
表在食道癌：原発巣が粘膜下層までにとどまる。リンパ節転移の有無は問わない
進行食道癌：原発巣が固有筋層以深に及んでいる

## ●逆流性食道炎

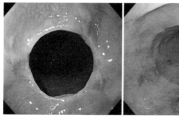

食道胃接合部にびらん、食道炎による瘢痕を認める　縦走するびらんを認める

## ●食道静脈瘤

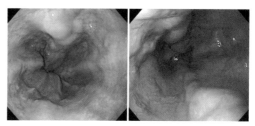

連珠状の太い静脈瘤を認める

胃食道逆流症（GERD）とは、胃内容物が食道や口腔に逆流することで、胸やけや呑酸などの症状を呈する疾患の総称です。内視鏡像で下部食道にびらんや潰瘍を認める逆流性食道炎と、粘膜障害を認めない非びらん性胃食道逆流症（NERD）に大別されます。

逆流性食道炎の内視鏡検査所見は、食道胃接合部（EGJ）の粘膜に顕著な発赤やびらん、潰瘍、白苔などの粘膜障害を認めます。この粘膜障害の広がりを分類したものがロサンゼルス分類であり、内視鏡像の重症度を示します。しかし、内視鏡所見（粘膜障害の程度）と、臨床症状は必ずしも一致するわけではありません。

内視鏡所見と臨床症状が一致しない場合、24時間pHモニタリングなどの検査を行います。治療には、生活指導、薬物療法、内視鏡的治療、外科手術があります。

肝硬変により肝臓が萎縮・硬化すると肝臓の血流量が減少して、肝臓に血液や栄養を運ぶ門脈（静脈）の圧が上昇（門脈圧亢進）します。これによって、門脈系と上大静脈系の間に側副血行路が形成され、食道粘膜下層の静脈が拡張・怒張した病態が食道静脈瘤です。また、胃粘膜下層の静脈が拡張・怒張した場合は、胃静脈瘤といいます。静脈瘤自体の症状はありませんが、破裂して大量出血をきたすと致死的な状態となるため、予防的治療が重要となります。

治療には、内視鏡的治療（EISやEVL）、経静脈的治療（BRTOなど）、薬物療法があります。

内視鏡所見での分類を表Aに示します。$F_2$以上、青色静脈瘤、$RC_1$〜$RC_3$などの所見は静脈瘤破裂の危険兆候とされ、予防的治療法を検討します。

▼表A　食道・胃静脈瘤の内視鏡所見の分類

| 形態 | 発赤所見：red color sign（RC）所見には、ミミズ腫れ、チェリーレッドスポット、血マメの3つがある |
|---|---|
| $F_0$：静脈瘤として認められないもの | $RC_0$：発赤をまったく認めない |
| $F_1$：直線的な比較的細い静脈瘤 | $RC_1$：限局性に少数認める |
| $F_2$：連珠状、中等度の静脈瘤 | $RC_2$：$RC_1$と$RC_3$の間 |
| $F_3$：結節状、腫瘤状の太い静脈瘤 | $RC_3$：全周性に多数認める |
| 色調 | |
| Cw：白色静脈瘤 | |
| Cb：青色静脈瘤 | |

●咽頭癌

消化器分野ではありませんが、機器の発展により、咽頭癌の発見・診断も可能となりました。食道癌を認める患者に、頭頸部癌を併発していることがあり、内視鏡検査の際は、口腔内からの観察が重要です。食道癌と同様に、狭帯域光観察（NBIなど）でbrownish areaとして視認され、ルゴール（ヨード）染色で不染帯となります。

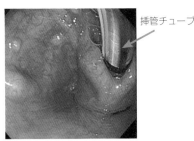
通常光では、やや発赤の強い領域に見える

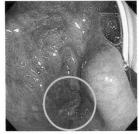
狭帯域光観察

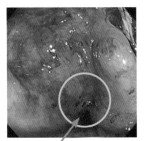
ヨード染色後

挿管チューブ

## 胃の疾患

胃の疾患について、以下に示します。

### ●ピロリ感染胃炎

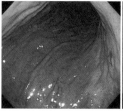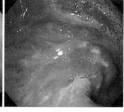

びまん性発赤を認める　　白濁粘液が付着している

**ヘリコバクター・ピロリ** (Helicobacter Pylori、H.pylori) とは、強酸性下の胃粘膜に感染・生息するらせん状グラム陰性桿菌です。H.pyloriは、胃・十二指腸潰瘍や慢性胃炎、胃癌などの発症と関連があり、除菌によってその発症率は低下します。H.pyloriの検査方法は、内視鏡を用いる検査法 (迅速ウレアーゼ試験、鏡検法、培養法) と、用いない検査法 (尿素呼気試験、抗H.pylori抗体測定法、便中H.pylori光源測定) があります。H.pylori除菌は薬物療法です。

### ●胃ポリープ (胃底腺・過形成性)
#### ▼胃底腺ポリープ

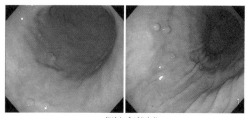

H.pylori未感染の胃体部大彎や穹窿部に多発して、周囲粘膜と同色調の隆起を呈する

#### ▼過形成性ポリープ

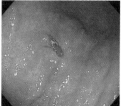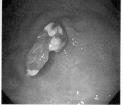

胃体部から幽門前庭部に好発し、強い発赤の半球状や亜有茎性病変が多い

胃粘膜上皮の限局性増殖によって、胃の内腔に突出した良性の隆起性疾患です。肉眼的分類として山田・福富分類 (図C) が用いられます。臨床では、**過形成性ポリープ**、**胃底腺ポリープ**の2つが重要となります。基本的に自覚症状はありませんが、ポリープからの出血により貧血を伴うことがあります。

過形成性ポリープは有茎性または無茎性の小結節として視認され、稀に癌化します。H.pylori感染との関連がいわれています。治療は、基本的に経過観察ですが、出血するケースや10mm以上のものは内視鏡治療を検討します。また、H.pyloriの除菌も考慮します。

胃底腺ポリープは、萎縮のない胃粘膜部に発生します。亜有茎性や無茎性で、癌化することはなく、H.pyloriとの関連は否定的とされています。積極的な治療は必要としません。

### ●胃腺腫

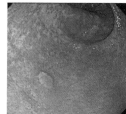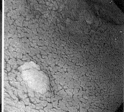

褪色調〜同色調の扁平隆起性病変として認める

**胃腺腫**は、良性と悪性の境界に位置付けられる病変で、2cmを超えると癌化することが多く、早期胃癌との鑑別が重要となります。内視鏡像では、萎縮した胃粘膜を背景として、やや褪色調 (白色調) を呈することが特徴の1つです。治療としては内視鏡的切除 (EMRあるいはESD) を検討します。

▼図C　胃ポリープの山田・福富分類

| Ⅰ型<br>（平滑隆起） | Ⅱ型<br>（無茎性） | Ⅲ型<br>（亜有茎性） | Ⅳ型<br>（有茎性） |
|---|---|---|---|
| 隆起の立ち上がりは滑らかで、境界線は不明瞭 | 隆起の起始部に明瞭な境界を有するが、くびれまでは認めない | 隆起の起始部に明確なくびれを有するが、茎はない | 明らかな茎を有する |

● 早期胃癌 / 進行胃癌

　胃粘膜から発生する悪性腫瘍で、組織型は90%以上が腺癌です。**早期胃癌**とは、癌細胞が粘膜層から粘膜下層にとどまるもので、**進行胃癌**は、固有筋層以深に浸潤を認めるものをいいます。

　陥凹型早期胃癌（0-Ⅱc型、0-Ⅱa＋Ⅱc型、0-Ⅲ型など）と胃潰瘍は、どちらも潰瘍を認め、所見が非常に似ているため、その鑑別が難しいです（表B）。鑑別には潰瘍辺縁から生検を行います。

▼進行胃癌

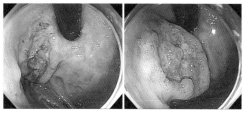

周堤を伴い、潰瘍は不整で白苔が不均一に覆っている（汚い）

▼早期胃癌

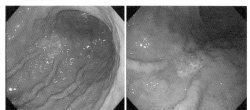

褪色調で不整な陥凹性病変を認める

▼進行胃癌（スキルス胃癌）

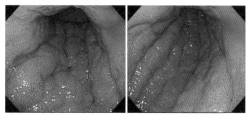

大彎のヒダは浮腫状で太まり、空気による伸展が非常に悪い

▼表B　胃潰瘍と陥凹型早期胃癌

| | 胃潰瘍 | 胃癌 |
|---|---|---|
| 潰瘍辺縁 | 円形、楕円形 | 不整 |
| 潰瘍面 | 比較的平滑 | 島状結節、無構造、不均一 |
| 白苔 | 厚い、均一 | 不均一、易出血 |
| 潰瘍周辺の隆起 | なだらか | 急峻（きゅうしゅん） |
| 皺壁（しゅうへき） | スムーズな先細り | 虫食い、途絶、腫大、不整な先細り、癒合 |
| 再生発赤 | 柵状で幅や色調が均一 | 不整 |

## ●胃癌の診断～治療の流れ

胃癌を検索（内視鏡検査や上部消化管造影検査を行う）

肉眼型分類：食道癌の肉眼型分類＜41ページの図A＞参照

## ●TNM分類とは

　前述のとおりTMN分類とは、壁深達度（T）、リンパ節転移（N）、遠隔転移（M）から病期（Stage）を決定する指標です。

▼TNM分類

| 壁深達度（図D参照）<br>（T：depth of Tumor invasion）<br>・内視鏡検査<br>　➡病理組織検査＊<br>　（分化型、未分化型）<br>・超音波内視鏡検査<br>・上部消化管造影検査<br>・CT | リンパ節転移<br>（N：lymph Node）<br>・CT<br>・超音波内視鏡検査<br>・腹部超音波検査 | 遠隔転移<br>（M：Metastasis）<br>・CT<br>・MRI<br>・胸部単純X線撮影<br>・腹部超音波検査など |
| --- | --- | --- |

＊**病理組織検査**　胃癌は90％以上が腺癌であり、分化度により、分化型（tub1、tub2、pap）と未分化型（主にsig、por）に分類される。未分化型癌は腺管構造を無視して無秩序に増殖する傾向があり、微小でもリンパ節転移をしやすく、内視鏡治療の適応外となりやすい。スキルス胃癌は未分化型に分類される。

Stageの決定　　　　　　　　　→　治療方針の決定

・全身状態を含め総合的に評価する　　　　内視鏡治療、外科手術、薬物療法
・患者へ説明

▼図D　胃癌の壁深達度

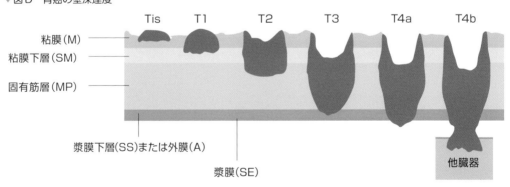

| Tis | 癌が粘膜（M）内にとどまる | T3 | 癌が固有筋層を越えているが漿膜下層（SS：漿膜がある部位）または外膜（A：漿膜がない部位）までにとどまる |
| --- | --- | --- | --- |
| T1 | 癌が粘膜下層（SM）にとどまる | T4a | 癌が漿膜（SE）を越えた深さに達する |
| T2 | 癌が固有筋層（MP）にとどまる | T4b | 癌が大腸周囲の他臓器にまで達する |

出典：大腸癌治療ガイドライン 医師用2014年版、大腸癌研究会編、金原出版

## ●胃潰瘍

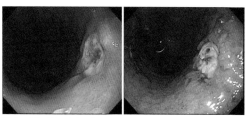

潰瘍は類円形で白苔が均一に覆っている

**胃潰瘍**とは、消化酵素や胃酸により、胃粘膜が傷付き、粘膜筋板を越えて組織が欠損したものである。それよりも浅い場合は**びらん**といいます。腹痛、消化管出血（黒色便、吐血）、貧血などの原因となる良性疾患です。

治療は、薬物治療、内視鏡治療が基本となりますが、潰瘍から穿孔をきたした場合、外科手術となることもあります。内視鏡で止血処置を行うかどうかは、Forrest分類をもとに判断されます（表C）。

▼表C　Forrest分類

| ❶活動性出血 |
|---|
| 　a.噴出性出血 |
| 　b.漏出性出血 |
| ❷出血の痕跡を認める潰瘍 |
| 　a.出血はしていないが露出血管を認める |
| 　b.血餅付着 |
| 　c.黒色潰瘍底 |
| ❸きれいな潰瘍 |

── 内視鏡的止血術の適応

## ●胃粘膜下腫瘍（胃SMT）

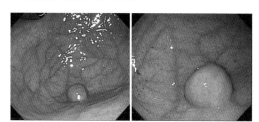

表面は正常粘膜に覆われており、粘膜下層以深から発生する非上皮性病変。超音波内視鏡等で精査する

主病変が胃粘膜より下層に存在し、表面が周囲と同様の粘膜に覆われた腫瘤性病変を総称した臨床的呼称です。大部分を、非上皮性の間葉系腫瘍が占めます（表D）。

粘膜下腫瘍は、内視鏡検査において正常粘膜が隆起した所見となります。**Delle（中心陥凹）**と呼ばれる潰瘍を隆起頂部に認めた場合、悪性例である可能性が高いです。上皮性病変とは異なり、腫瘍が比較的深部にあるため、通常の生検では腫瘍組織を採取できないことが多いです。質的診断（良悪性の鑑別）には、超音波内視鏡によるエコー像、ボーリング生検、超音波内視鏡下穿刺吸引細胞診（EUS-FNA）が有用となります。また、CTやMRIで、腫瘍の転移や内部性状の評価が可能です。

良性病変は一般的に予後良好なため、無症状では経過観察とします。通過障害や出血などの有症状、潰瘍形成、増大傾向、悪性（疑いを含む）のものは、外科手術の適応です。近年は技術の進歩により、腹腔鏡・内視鏡合同手術（LECS）が行われるようになりました。

▼表D　胃粘膜下腫瘍

| 間葉系腫瘍 | 平滑筋腫、消化管間質腫瘍（GIST）、平滑筋肉腫、神経鞘腫 |
|---|---|
| 神経内分泌腫瘍 | 消化管カルチノイド、小細胞癌 |
| 血管性腫瘍 | Kaposi肉腫、glomus腫瘍、海綿状血管腫、血管肉腫 |
| その他 | 脂肪腫、脂肪肉腫、迷入膵、嚢胞性病変、転移性腫瘍、リンパ管腫、悪性リンパ腫、好酸球性肉芽腫、顆粒細胞腫 |

●アニサキス症

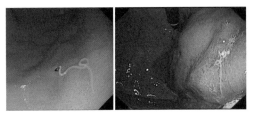

刺身などのなま物摂取後の急激な腹痛で発症する。アニサキスの虫体を認める

　アニサキスが寄生した食品（なまのサバ、イカなど）を摂取することが原因で起こる消化管感染症です。アニサキスが胃壁に侵入して、腹痛、嘔気・嘔吐などの消化器症状や、蕁麻疹などのアレルギー症状を引き起こします。食中毒が疑われる場合、保健所に届け出る必要があります。内視鏡を用いて、生検鉗子で虫体を除去することで症状は軽快します。稀に、2匹以上認めることがあるため注意が必要です。

## 上皮性病変と非上皮性病変

　胃に腫瘤を形成する病変には、**上皮生病変**と**非上皮性病変**があります。上皮性病変は粘膜層由来の病変が多く、胃ポリープ、胃腺腫、胃癌などが含まれます。非上皮性病変は、固有筋層や粘膜下層由来の病変が多く、平滑筋腫、消化管間質腫瘍（GIST）、脂肪腫、悪性リンパ腫、神経内分泌腫瘍などが含まれます。非上皮性病変は、粘膜より下方に病変が存在しますが、増大することで粘膜を押し上げるため、内視鏡検査では腫瘍のように認識されます（図E）。

▼図E　上皮生病変と非上皮性病変

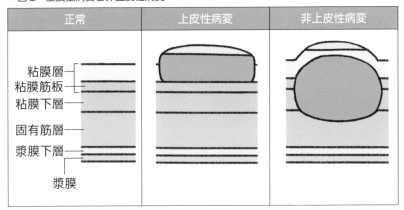

| 正常 | 上皮性病変 | 非上皮性病変 |
| --- | --- | --- |

粘膜層
粘膜筋板
粘膜下層
固有筋層
漿膜下層
漿膜

# 大腸の疾患

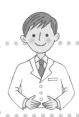

大腸には、内視鏡で診断・治療できる疾患が多くあります。代表的な疾患について解説します。

## 大腸疾患

### ●大腸ポリープ（腺腫）

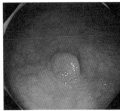

明瞭な隆起性病変として認識される。腺腫は発赤調のことが多い

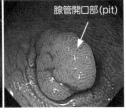

腺管開口部(pit)

インジゴカルミンを散布すると腺管構造(pit pattern)が観察できる

**大腸ポリープ**とは、大腸粘膜から増殖し、内腔に突出した隆起性病変の総称です。組織学的には腫瘍性と非腫瘍性があり、腫瘍性ポリープは上皮性と非上皮性に大別されます。大腸腺腫は、上皮性腫瘍性ポリープの大半を占めます。非腫瘍性には、過形成性ポリープ、若年性ポリープ、炎症性ポリープ、リンパ濾胞性ポリープなどがあります。多くの場合は無症状であり、検診などで偶然発見されることが多いです。ポリープが大きくなると、便潜血反応が陽性となり、下血や血便をきたすこともあります。ポリープの形態は、大腸癌の肉眼型分類（図A）に準じて分類されます。治療は、有症状であり、6mm以上である場合に内視鏡的切除が推奨されています。さらに微小なものでも、高度異形腺腫や癌との鑑別が難しい病変は内視鏡的切除を行います。

▼図A-1　肉眼型ポリープ　O型（表在型）

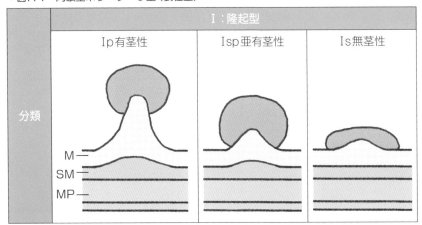

▼図A-2　肉眼型ポリープ　O型 (表在型)

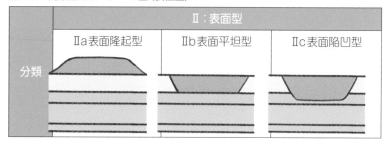

| | Ⅱ：表面型 | | |
|---|---|---|---|
| **分類** | Ⅱa表面隆起型 | Ⅱb表面平坦型 | Ⅱc表面陥凹型 |

● **早期大腸癌/進行大腸癌**

▼早期大腸癌 (LST)

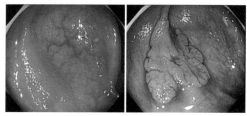

腺腫とは異なり、不整であったり平坦病変が多い。癌の診断や進達度の診断には色素拡大内視鏡が有用である

▼進行大腸癌 Type2

周堤を伴い中心に深い潰瘍を有する。潰瘍は不整で白苔が不均一に覆っている (汚い)

**大腸癌**とは、大腸 (結腸・直腸) の上皮性悪性腫瘍です。組織型は大部分が**腺癌**です。癌の浸潤が粘膜下層までにとどまるものを早期癌、固有筋層以深に浸潤したものを進行癌と分類します。早期癌は症状に乏しいですが、進行するに伴い、血便、排便障害、便柱の狭小化などの症状を認めるようになります。重症例ではイレウス、腸重積を合併することもあります。

内視鏡検査では、大腸粘膜表面の腺管開口部 (pit) の形態や配列を分類したpit pattern分類 (図B) が、質的診断や深達度診断に有用とされています。pit patternは色素拡大内視鏡で観察されます。また、近年では拡大内視鏡を用いて狭帯域光観察で血管形態や表面構造を観察し、病理、組織を推定するJNET分類も診断の指標となっています。

▼図B　pit pattern分類

| | | | |
|---|---|---|---|
| **非腫瘍** | Ⅰ型 (正常)<br>・円形、類円形 | | Ⅱ型 (過形成性ポリープ)<br>・大型の星芒状 |
| **腫瘍** | Ⅲs型 (腺腫)<br>・小型類円形 (陥凹型病変に特徴的) | | ⅢL型 (腺腫)<br>・細長い線状 |
| | Ⅳ型 (腺腫)<br>・分枝状、脳回転状 | | |
| | Ⅴ型 (粘膜内癌〜粘膜下層浸潤癌)<br>・不整形 | | ⅤN型 (粘膜下層浸潤癌)<br>・無構造 |

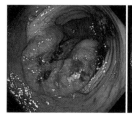
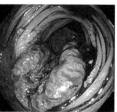

● **大腸癌の診断～治療の流れ**

大腸癌を検索（内視鏡検査や注腸造影、CT colonography、便潜血反応検査など）

肉眼型分類：進行大腸癌は食道癌の肉眼型分類〈41ページの図A〉参照、O型（表在型）は図A参照

● **TNM分類**

TMN分類とは、壁深達度（T）、リンパ節転移（N）、遠隔転移（M）から病期（Stage）を決定する指標です。

| **壁深達度**（図C参照）<br>（T：depth of Tumor invasion）<br>・内視鏡検査<br>・超音波内視鏡検査<br>・CT | **リンパ節転移**<br>（N：lymph Node）<br>・CT、MRI<br>・超音波内視鏡検査 | **遠隔転移**<br>（M：Metastasis）<br>・CT、PET-CT<br>・MRI<br>・腹部超音波検査<br>・胸部単純X線撮影 |
|---|---|---|

Stageの決定 　　→　　 治療方針の決定

・全身状態を含め総合的に評価する
・患者へ説明

内視鏡治療（EMR、ESD）、外科手術、薬物療法、放射線療法

▼図C　大腸癌の壁深達度

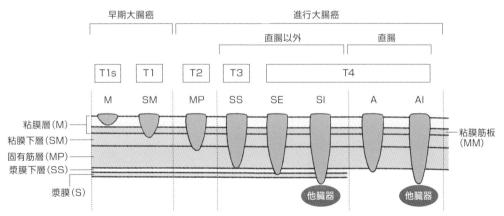

診断に用いられる分類をすべて覚える必要はありませんが、知ることで興味を持って内視鏡像を見ることができるようになるでしょう。

医師

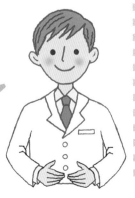

## ●大腸憩室

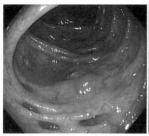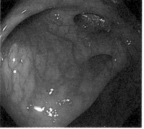

腸管の内壁が外側に袋状に飛び出し、内視鏡ではくぼみとして認識できる。憩室内に糞便が付着していることが多い

　**憩室**とは、消化管壁の脆弱(ぜいじゃく)な部分が腸管内圧の上昇などにより、袋状に突出した状態であり、特に大腸に多く見られます。多くは無症状で経過します。主な合併症としては、腸管内圧の上昇による粘膜の破綻や細菌感染からの憩室炎、周囲の血管の破綻による憩室出血などがあります。合併症が起きた場合、血便や腹痛、発熱などの症状が見られます。憩室出血で、活動性出血を認めるときは、内視鏡的止血術を行います。

　憩室が炎症などを繰り返して憩室周囲の粘膜が硬化すると、大腸内視鏡検査で患者が強い疼痛(とうつう)を訴えることがあります。その場合、鎮静薬や鎮痛薬の使用、細径スコープへの変更といった対応を検討します。

憩室の多くは腸管壁外に突出しています。しかし、ごく稀に憩室が反転して、大腸内視鏡検査でポリープ様に見えることがあります。生検やポリープ切除術を行うことで穿孔につながる危険があるため、pit patternなど表面構造の観察は大切です。

医師

## ●潰瘍性大腸炎 (UC)

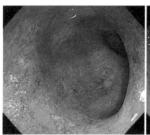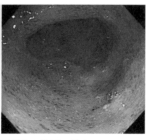

直腸から口側に連続性に血管透見像の消失、びらん、発赤等を認める

　主に大腸粘膜を侵し、再燃や寛解を繰り返す原因不明の非特異性慢性炎症性腸疾患です。典型的な内視鏡所見としては、直腸より全周性に連続する血管透見像の消失、びらん・潰瘍など、びまん性の炎症所見です。活動期には、浮腫、発赤、びらん、潰瘍、膿血性粘液付着(のうけつせい)などが見られ、炎症が高度になると、深掘れ潰瘍、全周性粘膜剥離、著明な自然出血なども認められます。寛解期では、潰瘍瘢痕(はんこん)、炎症性ポリープなどの所見を認めます。病変範囲により、直腸炎型、左側大腸炎型、全大腸炎型に分類されます。

　治療は、薬物療法や血球成分除去療法といった内科的治療を基本として、寛解導入・維持を行います。内科的治療に反応しない重症難治症例では、外科的手術が行われます。大腸癌を合併するリスクが高まるため、定期的な大腸内視鏡検査が推奨されます。

# 小腸の疾患

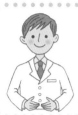

胃と大腸の間にある十二指腸、空腸、回腸を小腸といい、主に消化・吸収を行う器官で、全長6～7mです。バルーン内視鏡（chapter 4で解説）とカプセル内視鏡の開発で「暗黒の臓器」といわれていた小腸を観察できるようになりました。

## ✚ 小腸炎症性疾患

### ●クローン病

　回腸終末部が好発部位ですが、より口側の回腸中部に首座がある場合もあります。若年発症や難治度の高い痔瘻、縦走潰瘍や敷石状外観が臨床像ですが、バルーン内視鏡の深部挿入を試みると活動性潰瘍や瘻孔を有する狭窄があり、それ対するバルーン拡張を行うことがあります。狭窄症状を有する場合はカプセル内視鏡は原則禁忌であり、もしバルーン拡張を行う場合は事前にパテンシーカプセルでの消化管開通性評価が必須です。

### ●NSAIDs潰瘍

　NSAIDsの内服歴、坐剤・貼付剤の使用について問診で詳しく確認します。小腸粘膜傷害の所見は、小アフタ、円形潰瘍と輪状模様狭窄があります。出血症状、腹痛、腹部膨満感を主訴とすることが多いです。

### ●腸管ベーチェット病・単純性潰瘍

　症状は原因不明の右下腹部痛、下血・血便、下痢などがあり、急性腹症や消化管穿孔をきたす場合もあります。回盲部の円形・卵円形の打ち抜き潰瘍が病変の典型像です。

▼腸管ベーチェット病（回盲部の円形・卵円形の打ち抜き潰瘍）

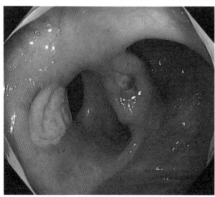 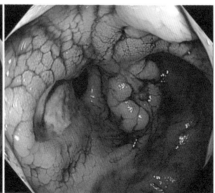

### ●非特異性多発性小腸潰瘍

持続性の潜在性消化管出血、低蛋白血症と軽微な炎症反応を臨床的特徴としています。回腸を主座とする、辺縁が明瞭な浅い多発潰瘍が特徴です。

▼非特異性多発性小腸潰瘍 (小腸カプセル内視鏡)

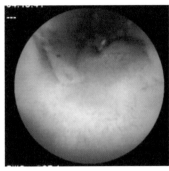 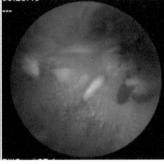 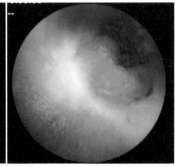

### ●虚血性小腸炎

腹部外傷や小腸の絞扼の既往、血管炎など原因を同定することができます。腹痛や嘔吐などの狭窄症状を呈することもあり、その場合は内視鏡的バルーン拡張術が有効です。

### ●腸結核

自覚症状は下痢、腹痛などが多いです。活動期では輪状・帯状の潰瘍、非活動期では多発潰瘍瘢痕、回盲弁の開大、偽憩室形成が特徴的です。クォンティフェロン®が診断に有用です。

### ●アレルギー性紫斑病

小児や若年者に発症し、皮膚病変、消化器病変、関節病変、腎病変を伴います。好発部位は十二指腸から小腸で、網目状の潰瘍瘢痕や横走する潰瘍が特徴的です。

## 腸腫瘍

### ●小腸癌 (原発性、転移性)

鑑別として悪性腫瘍であれば悪性リンパ腫、原発性小腸癌、転移性小腸腫瘍、消化管間質腫瘍、カルチノイドなどがあり、良性腫瘍であれば過誤腫、腺腫、脂肪腫、血管腫、迷入膵、リンパ管腫などがあります。転移性小腸腫瘍の小腸内視鏡像は、粘膜下腫瘍様の形態を示すことが多く、他臓器癌の直接浸潤では周囲から締め付けられたような強い狭窄像を呈します。腫瘍の大部分は正常な粘膜で覆われていますが、深部に結節や潰瘍が認められ、同部からの生検で原発巣と同じ組織型の腫瘍組織が採取できることが多いです。

### ●悪性リンパ腫

組織型や肉眼形態は多彩です。初発症状は腹痛、イレウス、体重減少、下血などの頻度が高いですが、無症状の場合もあります。CTや小腸造影検査、バルーン内視鏡を考慮し、確定診断のためには内視鏡的生検が必要です。

▼小腸癌（左：小腸カプセル内視鏡、右：ダブルバルーン小腸内視鏡）

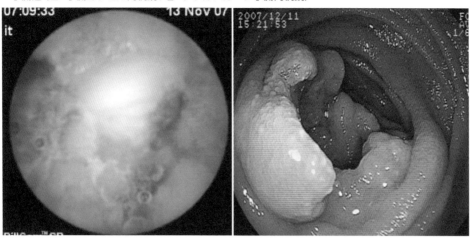

▼マントル細胞リンパ腫（mantle cell lymphoma）

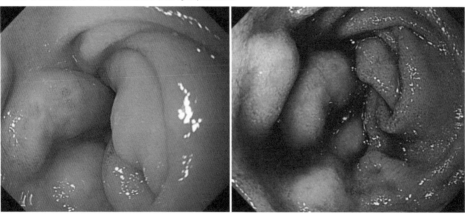

▼悪性リンパ腫（diffuse large B-cell lymphoma）

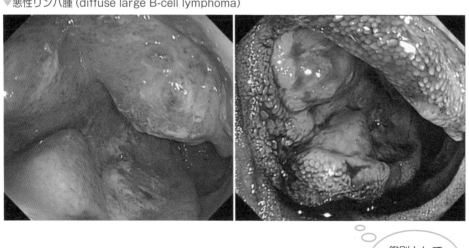

鑑別として
悪性腫瘍

### ●消化管間質腫瘍（GIST＊）

　自覚症状としては消化管出血が最も多いです。小腸GISTでは胃よりも壁外に発育するタイプが多く、造影CT、MRIは周囲臓器への浸潤や進展形式、転移を正確に判断するために必須の検査です。カプセル内視鏡は簡便な検査ですが見逃す可能性があります。バルーン内視鏡は詳細な確認や手術のための点墨が可能であり有用ですが、生検は出血のリスクが高く安易に行うべきではありません。

▼小腸GIST

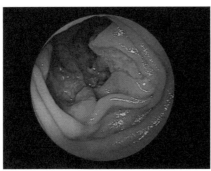 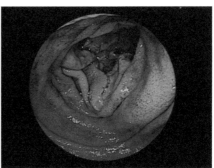

### ●小腸カルチノイド

　消化管上皮深層部の内分泌細胞から発生し、粘膜下層に発育するため、内視鏡像としては小病変であっても粘膜下腫瘍の形態を呈し、腫瘍の増大とともに粘膜表面に特徴的な不整な潰瘍を形成します。ほかの消化管のカルチノイドよりも予後は不良です。

▼十二指腸カルチノイド

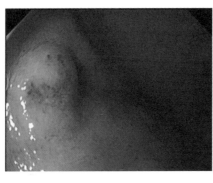 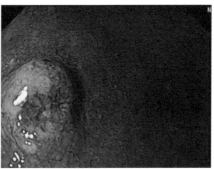

### ● Peutz-Jeghers症候群

　遺伝性疾患であり、口唇・口腔粘膜・四肢末端の色素斑が特徴。ポリープが増大すると腹痛、嘔吐、貧血、黒色便を呈します。基本的には過誤腫のポリープのため、切除したポリープは回収しないことも多いですが、切除したポリープがさらに肛門側のポリープに引っかかり、腸閉塞・腸重積を起こすことがあるので注意が必要です。

### ●血管腫・リンパ管腫

　下血、貧血、腹痛などの原因検索の際に発見されるものが多いです。血管系腫瘍の場合は大量出血のため緊急手術になる場合もあります。通常は粘膜下腫瘍様の形態を示しますが、びまん性病変も存在します。

＊ GIST　Gastrointestinal Stromal Tumor の略。

▼脳動静脈奇形（AVM）の疑い

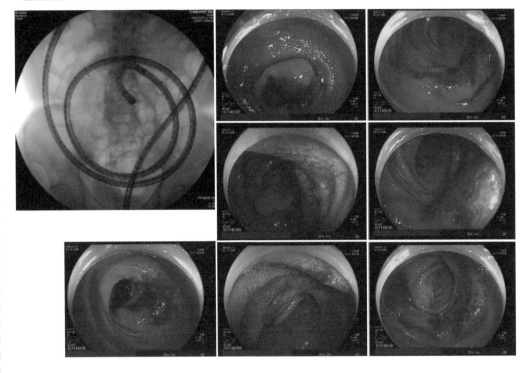

●**その他の良性腫瘍（脂肪腫、inflammatory fibroid polyp、迷入膵など）**

ほとんど無症状ですが、症状が出たとしても腹痛、出血、腸重積、イレウス症状に限られています。

腸重積、イレウス、出血などの症状を呈した場合は診断より治療が優先されます。多くの場合、外科手術となります。その際にバルーン内視鏡に

よる病変位置の特定のための点墨が有用です。

## その他の小腸疾患

●**小腸血管性病変**

上下部消化管内視鏡検査を施行しても原因不明の消化管出血（OGIB）の出血源として診断されます。割合は高齢者で高くなり、背景疾患に心疾患・肝疾患・腎疾患を持つ患者や、抗凝固薬・抗血小板薬の使用歴がある患者が多い傾向にありま

す。出血してから時間経過を置かないほうが出血源を同定できる可能性が高くなるため、迅速な検査が必要です。カプセル内視鏡検査で出血部位が同定できた場合は、バルーン内視鏡を施行し、止血処置を行います。

▼血管異形成 (angiodysplasia) をバルーン内視鏡で観察

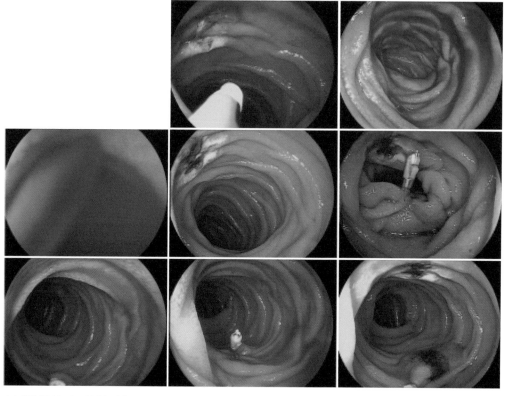

止血術施行 (APCで焼灼)、対側にクリッピングと点墨施行。再出血時の血管造影のためにクリッピングをし、塞栓術の目印とする。また、点墨で外科手術に備える

●小腸静脈瘤

　緊急時はクリップやヒストアクリル®を用います。造影CTで血行動態を把握します。B-RTO (バルーン閉塞下逆行性経静脈的塞栓術) の可否を検討し、不可能な場合は開腹手術を検討します。

●吸収不良症候群・蛋白漏出性胃腸症

　栄養状態、免疫状態の把握と経過観察を行います。**吸収不良症候群**で頻度の高い所見は、貧血、出血傾向、胃痛、テタニー、末梢神経障害、皮膚炎、口角炎、体重減少などがあります。

　蛋白漏出性胃腸症の症状は浮腫であり、顔面や下肢に著明に出現します。下痢や腹部膨満、重症になると脂肪便やカルシウム不足、低カリウム血症が生じたり、胸腹水が貯留することもあります。内視鏡検査所見は、病理学的なリンパ管拡張の部位を反映しています。白色絨毛、散布性白点、白色小隆起は粘膜内のリンパ管拡張を反映し、粘膜下腫

瘤様隆起は粘膜下層のリンパ管拡張を反映すると考えられています。小腸造影では、Kerckring襞の肥厚と粘膜襞の腫大像が見られます。

●小腸憩室 (メッケル憩室を含む)

　小腸の憩室には、筋層を伴う真性憩室と、筋層を有さない仮性憩室があります。真性憩室の大部分は先天性の**メッケル憩室**であり、仮性憩室の大部分は後天性であり、後者はクリップ法などによる止血処置が可能です。

　メッケル憩室出血の場合、出血の精査中に見つかって潰瘍を伴っていれば、出血源と判断して外科的切除の対象となります。メッケル憩室は重複腸管症との鑑別を要する場合があり、CT画像や小腸造影画像が診断の根拠となります。発生学的由来から、前者が腸間膜付着対側〜腹側に生じるのに対して、後者は腸間膜付着側〜背側に生じるのが鑑別点となります。

# 胆膵系の疾患

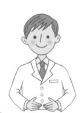

胆嚢や膵臓の病気は症状が出にくいことから、病状が進んだ状態で発見される傾向があります。また、内視鏡で直接観察のできない臓器であり、体の奥にあることから、その診断・治療には高い技術を要し、かつ患者さんに負担をかける検査が多いのが現状です。しかし、最近の胆膵領域における医療、特に内視鏡機器の進歩は目覚ましく、安全で有用な検査が開発されています。

## 急性胆管炎

**急性胆管炎**は、胆管の中で細菌が繁殖して感染を起こした状態であり、たいていの場合、胆汁の流れが悪くなっています。主な症状として、発熱・腹痛・嘔気・黄疸（皮膚や目の黄染）があります。急性胆管炎の診断の検査には、血液検査と画像検査があります。治療としては胆管ドレナージ（胆管内にチューブを入れて胆汁の流れをよくする治療）と抗菌薬投与が行われるほか、食事をすると胆汁がさらに作られてしまうことでうっ滞が悪化するため絶食となります。

▼総胆管結石嵌頓（乳頭が腫れている）

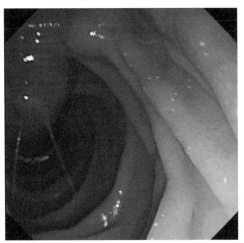

▼カテーテルで胆管に挿管しようとすると、乳頭部に詰まっていた結石が十二指腸に排出される

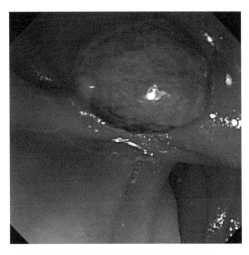

▼胆管炎で感染を起こした胆汁が排泄される

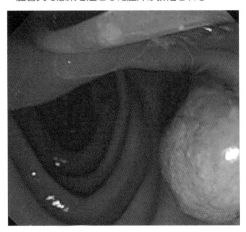

## 急性胆嚢炎

**急性胆嚢炎**は、胆嚢内で細菌が感染を起こした状態です。胆嚢結石が原因で菌が繁殖することが最も多く、その場合は胆嚢結石が胆嚢の出口で詰まり、胆汁の流れが悪くなっていることが多いです。主な症状には、痛みや嘔気、発熱などがあります。症状や身体診察に加えて、血液検査、超音波検査、CT検査を用いて診断します。また、感染を起こしている細菌を特定して最適な抗菌薬を投与するために、細菌学的検査も行います。治療は手術を行うことが多いですが、溜まった膿を体の外に出す胆嚢ドレナージを経皮的または内視鏡的に行い、抗菌薬投与で治療することもあります。

## 十二指腸乳頭部腫瘍

十二指腸の乳頭部に生ずる腫瘍で、乳頭部腺腫と乳頭部癌に分類されます。ほとんどが無症状ですが、腫瘍が大きくなってくると胆管や膵管を閉塞することがあり、黄疸や発熱、腹痛などの症状が出現します。治療は、腫瘍が胆管や膵管まで浸潤していると外科手術の適応となります。胆管内や膵管に達していない腫瘍の場合は、内視鏡的に乳頭切除術を施行することもあります。その場合、スネアを用いて切除しますが、出血・穿孔・膵炎・胆道感染などが合併症として挙げられます。

▼十二指腸乳頭部腫瘍の治療：乳頭切除術

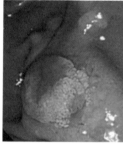 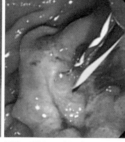 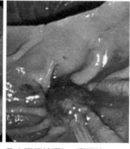 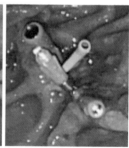

胆管・膵管口が塞がらないようにガイドワイヤーを挿入

スネアで絞扼し、高周波で切除

青：胆管チューブステント
黄緑：膵管チューブステント
切除部位の肛門側は後出血しやすいためクリップで縫縮

## 胆道癌

**胆道**とは胆汁の通り道である胆管、胆嚢、十二指腸乳頭部の総称で、これらの部位に発生する悪性腫瘍を**胆道癌**と呼びます。肝臓で作られた胆汁は、肝内の胆管（肝内胆管）から上部胆管（肝門部領域胆管、近位胆管）を通って、いったん胆嚢で蓄えられて凝縮され、細い胆嚢管から下部胆管（遠位胆管）、乳頭部を通って十二指腸に流れ込み、消化を助けます。胆汁は肝臓で生成される黄褐色の消化液で、脂肪の分解と吸収に重要な役割を果たします。胆道癌は癌の発生部位別に肝内胆管癌、胆管癌（肝門部領域胆管癌と遠位胆管癌）、胆嚢癌、乳頭部癌（十二指腸乳頭部癌）に分けられます。

症状としては、胆汁の流れが悪くなり、血液中に胆汁が逆流することによって、血液中のビリルビン濃度が高くなり、皮膚や目の白い部分が黄色くなる黄疸が発生します。閉塞性黄疸が起こると、腸内に胆汁が流れなくなることにより便の色がクリーム色を呈するようになる白色便、尿中の胆汁成分が多くなって尿が茶色っぽく濃くなる褐色尿が出現することがあります。その他、腹痛、発熱、全身倦怠感(けんたいかん)、食欲不振、体重減少なども伴う可能性があります。

▼遠位胆管癌（CT）

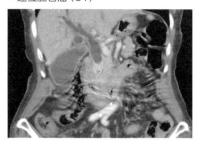

▼中部胆管癌（胆管造影、X線像）

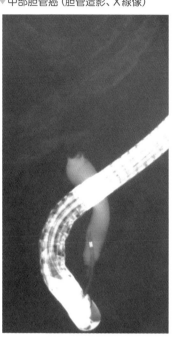

▼肝門部領域胆管癌（胆管造影、X線像）

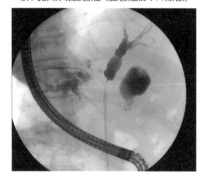

## 膵臓癌

膵臓の中の膵管上皮細胞から発生した癌で、診断と治療が難しいといわれています。主な症状として腹痛、背部痛、黄疸、食欲不振、体重減少などがあり、糖尿病が急に悪化した場合も膵臓癌の可能性があります。膵臓は内臓の中でも最も奥のほうで胃の裏側にあるため、癌になっても症状が出にくいです。

**膵臓癌**を引き起こす原因は明らかではありませんが、慢性膵炎、糖尿病、膵管内乳頭粘液性腫瘍、膵嚢胞、膵臓癌の家族歴、喫煙、肥満などは膵臓癌発生のリスクを高めます。治療には外科手術と化学療法の2つがあります。

膵癌肝転移（CT）▶

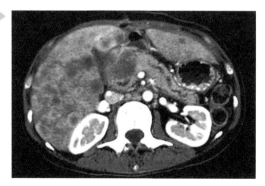

▼膵頭部癌 (造影CT)

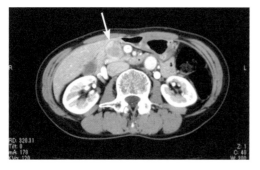

▼膵頭部癌 (MRCP)

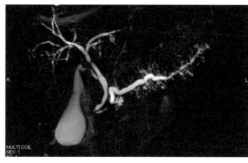

▼8mmの小膵癌 (膵胆道超音波内視鏡)

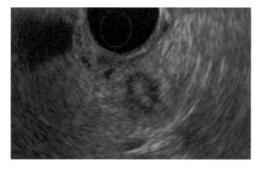

▼膵頭部癌 (膵管造影、X線像)

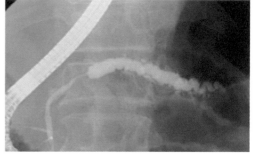

▼2か月後の閉塞性黄疸

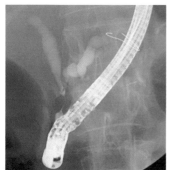

下部胆管狭窄(ERCP、X線像)

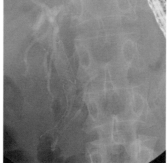

膵管にチューブステント、
胆管にメタリックステントを留置

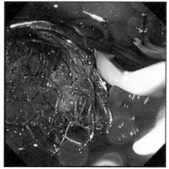

ステント留置後の内視鏡画像

## 急性膵炎

**急性膵炎**は、膵液に含まれる消化酵素に膵臓自体が消化されてしまうことにより、炎症が起こる状態をいいます。原因のうち最も多く見られるものは飲酒 (アルコール性急性膵炎) があり、次に胆石が詰まって起こる胆石性膵炎、原因不明の膵炎があります。重症膵炎になると、胸水や腹水、意識障害や呼吸困難などの重篤な症状が現れ、集中治療室での治療が必要になることがあります。ICUでは持続血液濾過透析、動注療法を行います。また、重症膵炎および膵臓が炎症により破壊されている壊死性膵炎後の膿瘍形成に対する低侵襲な内視鏡治療 (超音波内視鏡下瘻孔形成術) を行うこともあります。

## 膵石症・慢性膵炎

膵臓は、消化酵素を含む膵液を十二指腸に分泌して食べ物を体内で消化する働きと、インスリンなどのホルモンを血液中に分泌して体内の糖分をコントロールする働きを担っています。**慢性膵炎**が起こると、長期間にわたって膵臓の炎症が持続し、この働きが徐々に衰えていきます。膵液が膵臓自身を溶かしてしまい、繰り返し炎症を起こす

ことで、膵臓が硬くなったり（線維化）、膵臓の中に石（膵石）ができたりすることがあります。膵石については、内視鏡的治療（膵管ステントの挿入による膵管拡張、膵管乳頭切開術、副乳頭処置など）および衝撃波装置による結石破砕術（ESWL）を用いて治療を行うこともあります。

## 膵管内乳頭粘液性腫瘍（IPMN）

**囊胞性腫瘍**と呼ばれるものの中で最も頻度が高く代表的な疾患です。内部に液体を溜めた袋状のものを**囊胞**と呼び、袋の内面が腫瘍細胞で覆われている場合は**囊胞性腫瘍**と呼び、癌化することもあるので注意が必要です。画像検査や超音波内視鏡、膵液細胞診などで診断します。分枝型、主膵管型、および両方が併存した混合型IPMNという3つのタイプがあります。

### ●分枝型IPMN

主膵管と交通する分枝が5mm以上に拡張している場合をいいます。悪性（＝癌）の頻度は低く、悪性化の頻度も年率わずか2〜3％といわれています。ただし、囊胞の大きさが3cm以上であったり、囊胞の中に次ページの図A（左）に示すような

腫瘍状の結節（隆起性病変）が見られたり、あるいは囊胞壁が厚くなっているような場合は、悪性の可能性が高いことがあります。また、囊胞が短期間に急激に大きくなった場合も注意が必要です。

### ●主膵管型IPMN

主膵管が5mm以上に拡張している場合をいいます。分枝型IPMNと異なり、悪性（＝癌）の頻度が高いため注意が必要です。特に、主膵管の太さが10mm以上の場合はハイリスク群と考えられ、全例で外科手術が勧められます。主膵管内部に腫瘍状の結節（隆起性病変）が認められた場合には、癌の可能性がさらに高くなります。

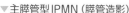

▼主膵管型IPMN（膵管造影）

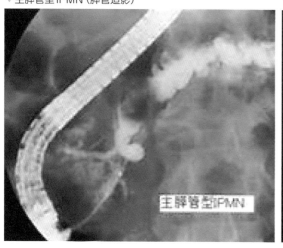

▼IPMN開大乳頭

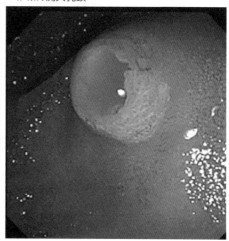

▼図A　分枝型IPMN（左：MRCP、右２つ：膵胆道超音波内視鏡、ソナゾイド造影）

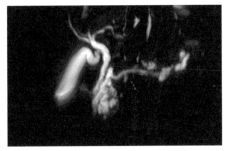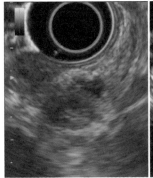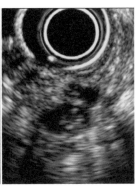

## ✚ 自己免疫性膵炎・IgG4 関連疾患

　自己免疫性膵炎やIgG4関連硬化性胆管炎は、血清IgG4高値と組織におけるIgG4陽性形質細胞の増殖・浸潤を特徴とし、全身の様々な臓器に線維化・腫瘤・肥厚性病変を呈するIgG4関連疾患の１つです。自己免疫の関与が疑われており、治療としてはステロイド投与が行われています。画像検査では、自己免疫性膵炎はCTやMRIで膵のソーセージ様腫大やcapsule-like-rim（膵周囲を縁取るような低吸収の被膜様構造）、ERPでの膵管の狭細化が特徴で、IgG4関連硬化性胆管炎は肝内・肝外胆管のびまん性・限局性の特徴的な狭窄像や壁肥厚が特徴といわれています。ただし、膵癌や肝内・肝外胆管癌との鑑別が困難な場合もあり悪性の除外が必要です。

▼IgG4関連疾患

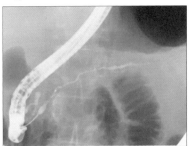

自己免疫性膵炎により膵管が狭小化

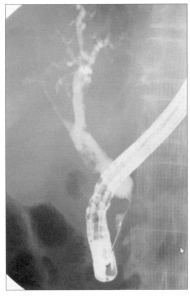

自己免疫性膵炎に合併する下部胆管狭窄
IgG4関連硬化性胆管炎によるものと、自己免疫性膵炎の炎症による胆管の締め付けによるものがある

# chapter 3

# 内視鏡検査

內視鏡検査は、スコープという異物を体内に挿入するため
侵襲の高い医療行為です。
患者さんは検査を受けることに対する恐怖と、
検査結果に対する不安を持って検査を受けにきます。
そんな患者さんを迎える私たち看護師は、
検査がスムーズに遂行されるように配慮しつつ、
患者さんの気持ちに寄り添ったケアをすることが求められます。
検査の流れをしっかり押さえながら、ケアのポイントを学びましょう。

# 内視鏡検査

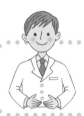

内視鏡検査は、異物を体内に入れる医療行為であり、侵襲の大変高い検査です。

 ## 内視鏡検査とは

**内視鏡検査**とは、内視鏡を消化管に挿入して、炎症や疾患の有無を観察・撮影したり、組織を採取して診断することです。消化管からの出血が疑われる場合には、出血の原因を検索します。また、検診の目的で行われることもあり、適応は幅広くなっています。主な偶発症に出血、穿孔などがあり、侵襲的な検査です。検査を行う前には、検査の目的や偶発症について説明し、同意を得たうえで施行します。検査種ごとに説明書および同意書を備えて、患者の同意を得たことを書面で残し、患者・施設双方で保管します。鎮静薬を使用する場合は、鎮静薬に関する同意書も取得する必要があります。

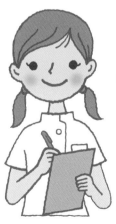

検査そのものに気をとられてしまいがちですが、患者さんにも気を配れるようにがんばります！

新人ナース

# 上部消化管内視鏡・経鼻内視鏡検査

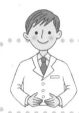

上部消化管の経口および経鼻内視鏡による検査の準備、前処置から、検査後の対応までを解説します。各場面でのケアのポイントを押さえましょう。

## 適応

**経口・経鼻共通**：消化器症状（胸焼け、腹痛、腹部膨満感など）を訴える場合、消化管内に病変が疑われる場合、検診。

**経口**：内視鏡処置、消化管からの出血が疑われる場合、腫瘍の精査。
消化管穿孔（以前は禁忌だったが、穿孔部位や範囲を把握し、可能であれば閉鎖のための処置を行う。穿孔が疑われる場合は、送気は炭酸ガス$CO_2$で行い、送気量は最小限とすることが肝要となる）。

**経鼻**：経口内視鏡が通過困難な消化管の狭窄がある場合、開口障害により経口内視鏡が困難な場合、イレウス管挿入のアシストとしてのガイドワイヤーを挿入する場合。

## 禁忌

**経口・経鼻共通**：患者の同意が得られない場合、検査の実施により全身状態の悪化が危惧される場合、消化管狭窄により内視鏡の通過が困難な場合。

**経鼻**：鼻腔に狭窄や著しい鼻中隔彎曲症を有する場合。

## 準備物品

●**検査室**（図A）

内視鏡、周辺機器、検査台、処置台、吸引器（内
視鏡用・口腔吸引用）、内視鏡吸引用チューブ、
口腔吸引用カテーテル、生体モニター、酸素吸
入器・流量計、酸素カニューラ

▼図A　検査室の例

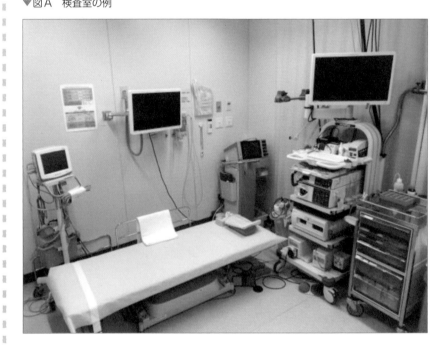

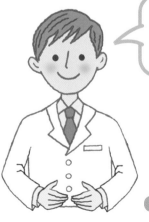

機器・処置具の開発により、以前は検査を
受けられなかったような患者さんにも対
応できるようになってきました。

（医師）

●**処置台**（図B）

　リドカイン噴霧剤（キシロカイン®ポンプスプレー8％）、潤滑ゼリー、消泡剤の入った水、50ccシリンジ、ガーゼ、インジゴカルミン、ヨード、散布チューブ

▼図B　処置台

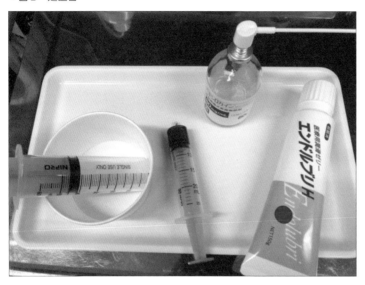

●**生検セット**（図C）

　セッシや爪楊枝、濾紙、検体固定用ホルマリン瓶、生検鉗子

▼図C　生検セット

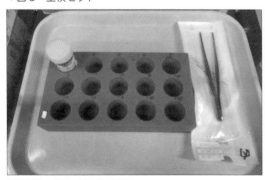
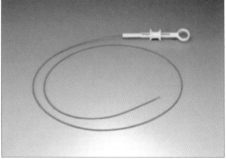

画像提供：オリンパス株式会社

●**検査台**（図D）

枕、ディスポ防水シーツ、ディスポ防水エプロンやシート、ティッシュペーパー、タオルケットやバスタオル、マウスピース（経口の場合）

▼図D　検査台

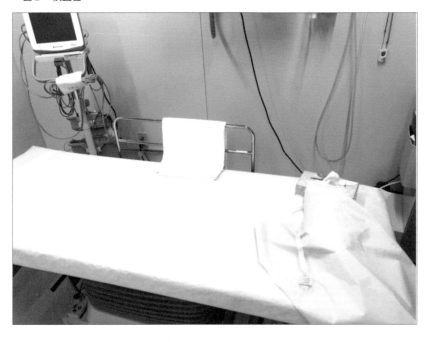

●**防護具**（図E）

マスク、アイシールド、ガウンまたはビニールエプロン

▼図E　個人防護具

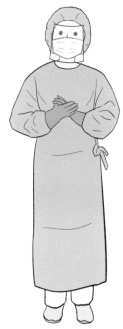

●**前処置用の物品**（図F）

リドカイン噴霧剤（キシロカイン®ポンプスプレー8%）、ナファゾリン硝酸塩（プリビナ®液0.05%）、リドカイン塩酸塩ビスカス（キシロカイン®ビスカス2%）、リドカイン塩酸塩ゼリー（キシロカイン®ゼリー2%）、経鼻前処置用カテーテル

▼図F　前処置用の物品

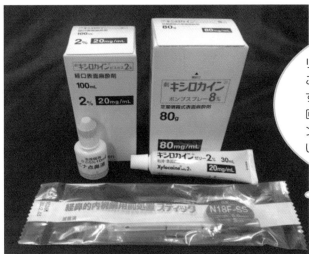

> リドカイン噴霧剤は、1プッシュするごとにリドカイン8mgが噴霧されます。通常成人に対するリドカインの1回許容用量は200mgです。リドカイン噴霧剤は25プッシュ以上は行わないようにします。

●検査の流れ：経口、経鼻（極細径）

▼検査の流れ

| 前　日 | 21時以降の食事は禁止する。 |

> 胃切除後の患者や、以前の検査の際に胃内に食物残渣が停滞していた患者には、最終食事時間を早めたり、食事内容を易消化食に変更して指導することも有効ですね。

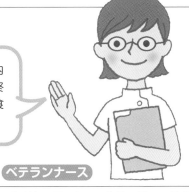

ベテランナース

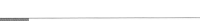

| 当　日 | ・検査の1～2時間ほど前までは飲水を許可する。ただし、コーヒー、牛乳、ジュースなどは観察の妨げになるため禁止する。<br>・常用薬のうち、降圧薬や冠動脈拡張薬、抗癌剤、向精神薬は服用する。<br>　胃薬は、胃壁に付着して観察の妨げとなるため中止する。 |

| 内視鏡室 | ❶問診を行う。（更衣は施設により異なる。検査着を着用しない場合、防水シートなどで唾液や色素による患者の衣服の汚染を十分に防止する必要がある。）<br>❷消泡剤の服用<br>　禁忌：消化管出血が疑われる場合、嚥下機能が低下している場合、消化管狭窄が疑われる場合、拡張術の予定の場合、胃液採取が予定されている場合 |

**経鼻（前処置室等で行う）**

❶両鼻腔にナファゾリン硝酸塩を点鼻あるいは噴霧し、2分待つ。
　内視鏡挿入の10～15分前に投与することが望ましい。

❷通気がよいと感じる、または被検者が希望する側の鼻腔に、リドカイン塩酸塩ビスカス2mLを注入し、2分待つ。

❸前処置用カテーテルの表面にリドカイン塩酸塩ゼリーを薄く塗布した上に、リドカイン噴霧剤を噴霧する。噴霧剤のアルコールを飛ばすためにカテーテルを軽く振ってから、鼻腔に挿入する。2分ほど置く。

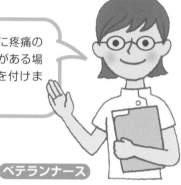

カテーテルを挿入する際は、患者に疼痛の有無を確認しながら行い、抵抗感がある場合は無理に挿入しないように気を付けましょう。

ベテランナース

**経口・経鼻（検査室へ入室）**

❶衣服のうち、コルセットやガードルなど腹部を締め付けるものは外す。

❷咽頭麻酔を行う。例：リドカイン噴霧剤を1～5回噴霧（リドカイン8～40mg含有）

❸検査台に左側臥位となる。下肢は左右を揃えて伸ばした状態から、右足を前にずらして膝を曲げて検査台に付け、側臥位が安定するように調整する。顔の位置は左頬を少し枕に付けるように誘導する。

❹生体モニターを装着し、バイタルサインのモニタリングを行う。

❺衣類を唾液汚染から守るため、顔まわりに防水シートを敷く。唾液は飲み込まずに、左口角から流し出すように声をかける。

❻経口内視鏡ではマウスピースをくわえてもらう。

❼鎮静薬を投与する場合は血管確保をし、医師が薬剤を投与する。

❽医師が内視鏡を挿入し、観察・撮影する（図G・H）。

▼図G　上部消化管検査の様子

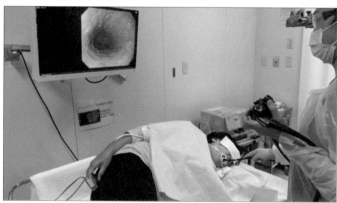

▼図H　上部消化管内視鏡の画像

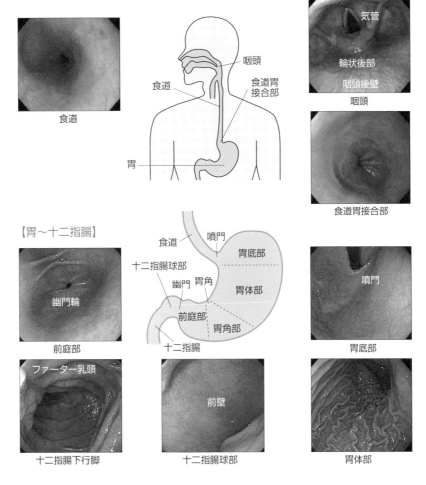

【咽頭～食道】

食道

咽頭

食道

食道胃接合部

胃

気管

輪状後部

咽頭後壁

咽頭

食道胃接合部

【胃～十二指腸】

食道

噴門

胃底部

十二指腸球部

胃角

胃体部

幽門

幽門輪

前庭部

胃角部

前庭部

十二指腸

ファーター乳頭

十二指腸下行脚

前壁

十二指腸球部

噴門

胃底部

胃体部

❾必要に応じて、色素散布や生検を行う。食道へのルゴール散布では、散布チューブを用いて散布する（ヨード・アレルギーを確認する）。インジゴカルミンは、局所的な散布の場合、シリンジを直接スコープの鉗子口から注入する。全体的に散布する場合は散布チューブを用いる。

❿生検の場合、使用スコープの鉗子口径に合った生検鉗子を選択する。医師に手渡すときはカップが閉じている状態で渡す。医師の合図に合わせて、スライダーを押し出してカップを開いて、スライダーを引いて組織を採取する。スライダーを早く引くと、粘膜の上でカップが滑って組織を採取できないことがあるため、ゆっくり操作することがコツである。

⓫看護師は適宜背部マッサージや声かけをして、患者の不安軽減に努める。

⓬内視鏡を抜去し検査終了。

**検査終了後**

❶マウスピースを外し、検査台を下げる。

❷口腔内に溜まっている唾液を吐き出すように患者を誘導する。気分不快の有無を確認する。

❸鎮静なし：患者に検査後の注意事項を説明する。医師から検査結果を伝え帰宅となる。
　鎮静あり：リカバリー室へ移動し、安静解除可能となったあとに帰宅となる。

# 看護のポイント

●検査前

**問診**：以下のような、検査に関連する患者情報を聴取します。問診票を被検者に記載してもらったままにせず、看護師は必ずカルテから情報収集するとともに、被検者と対面で問診の内容を確認しましょう。

①**内視鏡経験の有無**：2回目以上の場合は、前回検査の鎮静薬使用の有無、苦痛度も確認する。例えば、過去に経鼻内視鏡しか受検したことがなく、今回初めて経口内視鏡を受ける場合などは、詳細を聴取する。

②**付き添い者の有無**：あとから迎えに来るような場合も、誰がいつ来るのかを確認する。高齢者で付き添い者がなく、鎮静薬を使用するケースでは、帰宅手段（電車、徒歩、タクシーなど）や所要時間も聴取しておく。

③**手術歴**：部位（咽喉頭・消化器系など）

④**既往歴**：心疾患・不整脈・高血圧・脳血管疾患・糖尿病・甲状腺機能亢進症・呼吸器系疾患・緑内障・整形外科系・精神疾患・前立腺肥大（男性）

⑤**内服薬**：検査当日の降圧薬の内服状況、抗血栓薬の内服あるいは休薬状況

⑥**アレルギーの有無**：特にアルコール消毒・リドカイン・造影剤・ミントなど

⑦**その他**：患側の有無、動揺歯の有無、妊娠や授乳の有無（女性）、来院手段（徒歩、自転車、自家用車、電車など）

●検査中

**声かけ（鎮静なし）**：意識下で検査を行う場合、被検者に声をかけ、落ち着かせて安心させることが大切です。そのためにも、内視鏡画像から、特に肝となるポイントを知っておくと、声をかけやすくなります。

1）食道入口部通過時
「喉元を通りますよ。つらいですが、肩の力を抜いてください」

2）幽門輪に向かうとき
「下腹が押されるような感覚がありますよ」

3）胃内の観察中
「空気を入れて胃を膨らませるので、お腹が張りますよ。なるべくゲップを我慢していただくと早く終わります。がんばってください」

4）内視鏡抜去後
「喉元（と鼻）を通って、内視鏡が抜けますよ。唾液はまだ飲まないでください」

**背部マッサージ**：患者をリラックスさせる効果があります。マッサージをするときは、ゆっくりしたペースで背中をさすってあげましょう。

**鎮静状況の確認**：鎮静下での検査中に声をかけることで覚醒させてしまう可能性もあるため、患者が静かに受けているときは、積極的に声をかける必要はありません。
患者がむせたり、体を動かしたりするときには、「唾液を飲まずに出してください」「検査中なので動かないでくださいね」などと声をかける程度にします。
精密検査などで検査時間が長くなると、もしかして起きているかな？　と思うこともあります。そのときは「○○さん、わかりますか？」と声をかけて、開眼したり反応を示すか確認します。

●検査後

**転倒注意**：鎮静薬を使用せず意識下で検査を受けた被検者は、検査中の緊張から解放され、ふらつき、転倒することがあるので注意しましょう。また、鎮静薬を投与した場合は、覚醒するまでリカバリー室で休みます（「リカバリー室における看護」参照）。

**検査後の生活指導**：被検者があとで確認できるように、要点をプリントした紙を渡します。

① **胃腹部膨満感、噯気や排ガス**：送気した空気が胃内に残るため、胃腹部膨満感、噯気や排ガスが出たりすることがある。検査後の一時的な症状であり、積極的に空気を出すように伝える。

② **飲食の開始時間**：咽頭麻酔の作用時間等を考慮して、検査後30〜60分後に設定する。

③ **生検**：行った場合は、アルコールや刺激の強い食事（揚げ物や香辛料の入ったものなど）は検査当日禁止となる。

④ **青みのある色素**：インジゴカルミン、メチレンブルー、トルイジンブルーなどを使用した場合、色素が排泄物に混じる可能性がある。

⑤ **ヨード**：使用した場合、検査後一時的に胸やけの症状が出る。

⑥ **鎮痙薬**：使用した場合は、使用薬剤に合わせた説明をする（chapter 1の薬剤の説明を参照）。

ブチルスコポラミン臭化物（ブスコパン®）：検査当日の車の運転は控えてもらう。

グルカゴン：二次的な低血糖に備えて、糖分を摂取してもらうことが望ましい。

⑦ **鎮静薬**：使用した場合、眠気が残り転倒しやすくなるため足元に注意すること。自転車・バイク・車の運転は禁止する。また、溺水を予防するため、検査当日は入浴を避けシャワー浴とする。

⑧ **鎮静薬の拮抗薬**：投与した場合は、再鎮静の危険性があるため、注意するように説明する。

⑨ **抗血栓薬の再開**：医師に内服再開日を確認し、患者に伝える。

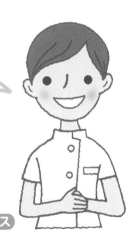

カルテから患者の情報を収集するとともに、被検者と対面で問診票の内容を確認しましょう。

先輩ナース

# リカバリー室における看護

**リカバリー室**での重要な役割は、鎮静薬を使用した患者が、病院を出たあとも安全に日常生活に戻れるかどうかの見極めです。各施設で採用されている鎮静・鎮痛薬の特徴を把握し、安静時間中は生態モニター管理、覚醒状況の観察を行いま

す。覚醒状況の評価にあたっては、同じ基準で判断するために、スコアを用いることが有効です。安静解除の判断基準として用いられるスコアを紹介します。

▼Aldreteスコア（10点満点）

| 運動 | 2＝自発的または指示により、四肢すべてを動かすことが可能 |
| --- | --- |
| | 1＝自発的または指示により、四肢のうち2か所を動かすことが可能 |
| | 0＝自発的または指示により、四肢を動かすことができない |
| 呼吸 | 2＝深呼吸や咳ができる |
| | 1＝呼吸困難、弱い呼吸 |
| | 0＝無呼吸 |
| 血行動態 | 2＝検査や治療前と比較し、収縮期血圧±20％以内の変化 |
| | 1＝検査や治療前と比較し、収縮期血圧±20〜49％以内の変化 |
| | 0＝検査や治療前と比較し、収縮期血圧±50％以上の変化 |

| 意識レベル | 2＝完全に覚醒している |
| --- | --- |
| | 1＝声をかけて覚醒する |
| | 0＝反応しない |
| 酸素飽和度 | 2＝空気呼吸下で92％以上 |
| | 1＝酸素投与で90％を維持 |
| | 0＝酸素投与でも90％未満 |

評価方法：血行動態が2点満点かつ合計が9点以上で安静解除とします。

▼麻酔回復スコア（10点満点）

| | 分類 | 観察項目 | スコア（点） |
| --- | --- | --- | --- |
| 1 | 意識レベルの回復 | 1.呼びかけに対して、はっきりと答えることができる | 2 |
| | | 2.呼びかけに応じて目覚めるが、覚醒を維持できない | 1 |
| | | 3.呼びかけに対しても、いずれの反応も見られない | 0 |
| 2 | 運動機能の回復 | 1.手足を自由に動かせ、ふらつきなく歩ける | 2 |
| | | 2.手足を自由に動かせるが、範囲に制限がある | 1 |
| | | 3.手足を自由に動かすことができない | 0 |
| 3 | 呼吸状態の安定 | 1.深呼吸や咳が自由にできる | 2 |
| | | 2.呼吸困難や頻呼吸が見られる | 1 |
| | | 3.無呼吸状態が見られる | 0 |
| 4 | 循環動態の安定 | 1.収縮期血圧＞100mmHg以上または麻酔前値まで回復 | 2 |
| | | 2.収縮期血圧：麻酔前値より＜50％以内の減少 | 1 |
| | | 3.収縮期血圧：麻酔前値より＞50％以上の減少 | 0 |
| 5 | 動脈血酸素飽和度の安定 | 1.酸素なしの状態で、$SPO_2$＞92％を満たしている | 2 |
| | | 2.$SPO_2$＞90％を維持するために、酸素投与が必要 | 1 |
| | | 3.酸素投与しても、$SPO_2$＜92％までしか回復しない | 0 |

評価方法：10点満点で安静解除とします。

# 大腸内視鏡検査

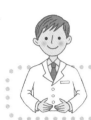

大腸内視鏡検査の流れ、ケアのポイントをしっかり押さえておきましょう。

##  大腸内視鏡検査

### ●適応

便潜血反応が陽性の場合、腹痛や便通異常などの症状がある場合、下血を認める場合、腫瘍の精査、炎症性腸疾患の鑑別診断や経過観察。

### ●禁忌

患者の同意を得られない場合、急性腹膜炎、呼吸循環不全状態、腹部大動脈瘤で切迫破裂が疑われる場合。

### ●準備物品

**検査室**：内視鏡、周辺機器、検査台、処置台、吸引器、内視鏡吸引用チューブ、生体モニター、酸素吸入器・流量計、酸素カニューラ。

**処置台**：リドカインゼリー、潤滑ゼリー、消泡剤の入った水、50ccシリンジ、インジゴカルミン、ガーゼ

**生検セット**：セッシ、濾紙、検体固定用ホルマリン瓶、生検鉗子。

**検査台**：枕、ディスポ防水シーツ、タオルケットやバスタオル。

**防護具**：マスク、アイシールド、ガウンまたはビニールエプロン。

### ▼検査の流れ

| 前　日 | 朝昼夕食は易消化食とし、夕食は20時までに済ませる。<br>飲水は検査当日まで許可する。<br>常用薬は、通常どおりに内服する。抗血栓薬は休薬指示がある場合、事前に休薬する。<br>眠前に下剤を内服する。 |
|---|---|

↓

| 当　日 | 朝から絶食とする。<br>朝の常用薬のうち降圧薬、心疾患の薬、喘息薬、向精神薬、抗癌剤は内服する。<br>腸管洗浄剤を服用し、排便を促す。（施設内あるいは自宅で実施する） |
|---|---|

↓

| 内視鏡室 | 問診、更衣を行う。（更衣の際に、貴金属類、貼付剤〈湿布など〉の除去を忘れずに行う）<br>（検査室へ入室）<br>検査台に仰臥位となり、生体モニターを装着してバイタルサインのモニタリングを行うとともに、血管確保を行う。 |
|---|---|

| 内視鏡室 | ❸左側臥位で、両膝を90度程度曲げた体位をとる。 |
|---|---|

❹鎮痙薬、鎮静薬など必要な薬剤を投与する。

❺医師が内視鏡を盲腸まで挿入する。医師の指示で、腹部の用手圧迫を行う。

❻肛門へ引き返しながら、観察・撮影する（図A・B）。必要に応じて、色素散布や生検、
　ポリープ切除を行う。

▼図A　大腸内視鏡検査の様子

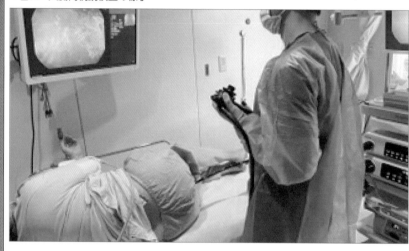

▼図B　大腸内視鏡検査の画像

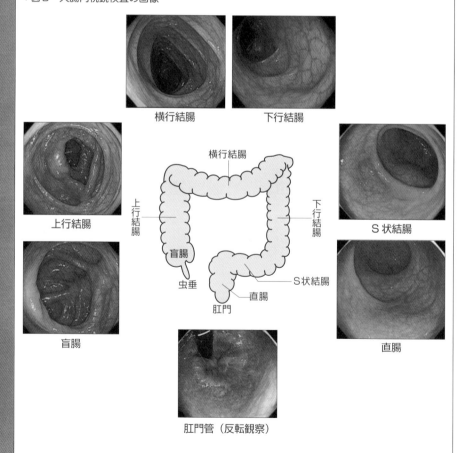

横行結腸　　　　下行結腸

上行結腸　　　　　　　　　　　　　　S状結腸

盲腸

肛門管（反転観察）

直腸

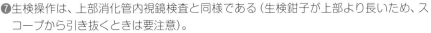

❼生検操作は、上部消化管内視鏡検査と同様である（生検鉗子が上部より長いため、スコープから引き抜くときは要注意）。

❽内視鏡を抜去し検査終了。

**検査終了後**

❶患者に気分不快の有無を確認するとともに、ねぎらう。

❷鎮静なし：患者に検査後の注意事項を説明する。医師から検査結果を伝え帰宅となる。

鎮静あり：リカバリー室へ移動し、安静解除可能となったあとに帰宅となる。

# 看護のポイント

## ●検査前

**問診**：上部消化管内視鏡検査の問診項目（74ページ）に以下を補足する必要があります。

① **手術歴**：婦人科系

② **その他**：体内インプラント留置やペースメーカーの有無

③ **確認項目**：ポリープ切除を希望する場合に、1週間～10日間程度の生活制限（遠出や運動、宴席等の禁止）に同意できるか。

## ●検査中

**声かけ**：上部消化管検査と違い、大腸内視鏡検査では会話ができます。腹部の膨満感が強いとき、嘔気が出たとき、腹部に痛みがあるときなどは話すように伝えます。

**用手圧迫**：医師が内視鏡を肛門から盲腸へ挿入する過程で、腹部を手で押さえることがあります。これは用手圧迫という介助です。腸管の角度を緩めたり、伸展を防いだりするために押さえます。このときに腹部のどのあたりを押さえるかをまず確認しますが、最も重要なことは内視鏡画面の腸管の様子が変わらないようにすることです。腹部の圧迫点を確認したら、内視鏡画面を見ながら術者と交代して圧迫を始めます。急に腹部を押されると、患者はびっくりして力が入ります。「内視鏡が進みやすくなるように、お腹を押さえてお手伝いしますね。押し返さないように、なるべく力を抜いてください」などと声をかけながら行いましょう。

**迷走神経反射**：内視鏡の送気には従来、空気が使用されてきましたが、現在は二酸化炭素（$CO_2$）が用いられることも多くなりました。$CO_2$は腸管内から体内に吸収されやすいため、腹部膨満感を軽減することができます。しかし、過度の送気や痛み刺激、緊張から迷走神経反射による症状が現れることがあります。主な症状に徐脈、血圧低下、あくび、嘔気、冷汗などがあります。このような症状が見られたら、患者に排ガスを促します。そして医師に報告し、腸管内の脱気をしてもらうとともに、細胞外液補充液（乳酸リンゲル液など）を急速投与して血液循環量を確保します。嘔吐することもあるため、誤嚥予防として顔を横に向けることも忘れてはいけません。

●検査後

**検査後の生活指導**：被検者が確認できるように、要点をプリントした紙を渡します。

① 送気した空気やガスが腸内に残るため、お腹が張った感じがある。検査後の一時的な症状であり、積極的に排ガスを促す。

② 飲食は腹部膨満感がなくなれば可能。

③ 生検やコールドポリペクトミーなどを行った場合、アルコールや刺激の強い食事（揚げ物や香辛料の入ったものなど）は検査当日禁止となる。

④ 電気的にポリープを切除した場合は、1週間〜10日間、アルコールの摂取、旅行・出張などの遠出、運動（お腹に力のかかる動作を含む）を禁止する。また、食事内容は消化によいものを選び、香辛料・油・繊維の多いものなど刺激の強いものは避けるように指導する。入浴は3日間避け、シャワー浴にする。

⑤ インジゴカルミン、メチレンブルー、トルイジンブルーなど青みのある色素を使用した場合、色素が排泄物に混じる可能性がある。

⑥ 鎮痙薬を使用した場合は、使用薬剤に合わせた説明をする（chapter 1の薬剤の説明を参照）。
ブチルスコポラミン臭化物（ブスコパン®）：目のかすみが出るため、検査当日の運転は控える。排尿困難感や口渇、動悸は一時的な症状なので様子を見る。
グルカゴン：二次的な低血糖に備えて、糖分を摂取してもらうことが望ましい。

⑦ 鎮静薬を使用した場合、眠気が残り転倒しやすくなるため足元に注意すること。自転車・バイク・車の運転は禁止する。また、溺水を予防するため、検査当日は入浴を避けシャワー浴とする。

⑧ 鎮静薬の拮抗薬を投与した場合は、再鎮静の危険性があるため、注意するように説明する。

⑨ 抗血栓薬の再開については、医師に内服再開日を確認し、患者に伝える。

⑩ ポリープ切除や生検などの処置を行なった場合、腹痛や排便時の出血、貧血様の症状を認めたときは、各施設へ連絡するように伝える。

●**リカバリー室における看護**

消化管内視鏡検査の項（76ページ）参照

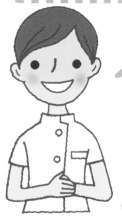

検査中に不安が強くなり、気を紛らわすために、おしゃべりが止まらない患者さんがいます。特に内視鏡の挿入時や処置中は会話を控えてもらうように協力を求めましょう。

先輩ナース

# 大腸前処置中の看護

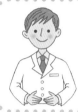

大腸内視鏡検査の前処置として使用される下剤・腸管洗浄剤の服用により、腸管内圧が上昇し、腸閉塞や腸管穿孔、敗血症などが引き起こされるリスクがあると認識しておくことが肝要です。腸管洗浄剤の特徴については chapter 1の「腸管洗浄剤」(37ページ)を参照しましょう。

## 前処置説明時の看護

大腸内視鏡検査の予約をとったら、患者に前処置方法について事前に説明します。外来患者が前処置を行う場所は、院内あるいは院外(自宅)ですが、設備等の問題から院内で前処置を行える人数には限界があります。前処置説明時には、患者が自宅で前処置を行えるかどうかアセスメントする必要があります。前処置説明時に行う必要がある項目を下表にまとめます。

▼大腸前処置に関する必要な情報と説明

| 院内で前処置を行うことが望ましいのは… | |
|---|---|
| | 腫瘍などにより腸管閉塞が疑われる場合、患者が高齢者である場合、遠方に住んでいる場合、理解力が乏しい場合、以前の大腸前処置中に副作用(嘔吐、腹痛、冷汗など)が発生した場合など |
| 情報収集 | ・検査の経験歴<br>・検査経験がある場合、前回の前処置中の異常の有無(副作用の出現、前処置が良好であったかなど)<br>・日常の排便習慣、便の性状や色調<br>・便通を改善するための習慣(下剤の服用や、特定の食品を摂取するなど)<br>・既往歴や腹部手術歴、ADLの程度など<br>・常用薬(特に糖尿病薬、抗血栓薬については重要)<br>・同居者の有無(緊急時に助けられる人がいるかどうか)<br>・自宅から病院までの所要時間 |
| 説明内容 | 【検査前日】食事指導、眠前の下剤服用<br>【検査当日】絶食、腸管洗浄剤の服用開始方法、便の確認方法、緊急時の連絡先 |

腸管洗浄剤を安全に服用するポイントは、腸管が開通していることです。食事内容の工夫を指導し、下剤の追加処方を医師に相談するなどの介入も効果的です。

ベテランナース

# 前処置中の看護

## ●観察

服用開始前に、最終排便がいつだったかを確認します。検査の当日あるいは前日に排便がない場合は、腹部症状等と合わせて医師に報告し、服用開始が可能か検討します。

院内で腸管洗浄剤を服用する患者に対しては、服用ペースや排便状況を確認しつつ、嘔気・嘔吐、冷汗などの副作用の有無を十分に観察します。稀ですが、発疹などアレルギー症状が出現することもあります。

嘔気などがある場合、嘔吐に注意して服用ペースを落として様子を見ます。歩行など体を適度に動かすことは、腸蠕動が起こって排便が促されるので有用です。

## ●対処

服用中に腹痛などの消化器症状が現れた場合は、服用を中止して医師に報告します。必要があれば画像検査（X線やCTなど）で腹部状態を評価し、投与継続の可否について検討します。

## ●便の確認

便の確認には、視覚的にわかりやすいスケールを活用します。薬品メーカーが提供している資料もあります（図A）。下表に判断の目安について示します。

大腸憩室がある場合、憩室にはまり込んでいた便が排泄されるため、小さく丸い便塊が続きます。この便を完全に排泄することは困難です。

▼排便の判断の目安

| 確認のポイント ＼ 判断 | 前処置不十分 | あと一息 | 前処置完了 |
|---|---|---|---|
| 便の性状 | 泥状便、茶色水様便 | 黄色混濁ありの液 | 黄色混濁なしの液、無色透明の液 |
| 便塊やカス | 固形便、沈殿する便 | トイレの水面に浮遊するような極小のカス | カスがない |

▼図A　排便スケール

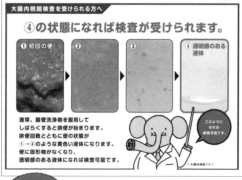

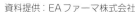

資料提供：EAファーマ株式会社

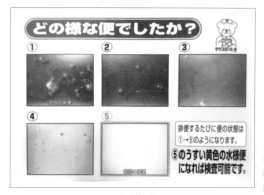

資料提供：堀井薬品工業株式会社

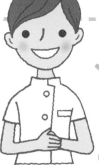

排便の開始や頻度は個人差もあります。なかなか完了しない場合には、患者さんは疲れて意欲も低下してしまいます。前処置で苦しい思いをした患者さんは、内視鏡検査に対して悪い印象しか残りません。前向きな声かけを心がけましょう。

先輩ナース

# 鎮静薬・鎮痛薬投与中の看護

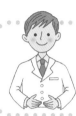

鎮静・鎮痛薬投与による偶発症の報告は多く、看護師が適正な患者管理を行うことは大変重要な任務です。消化器内視鏡分野で主に用いられる薬剤の特徴についてはchapter 1を参照しましょう。

 ## 循環動態や呼吸状態の観察

　生体監視モニターにより血圧、脈拍、呼吸回数、経皮的動脈血酸素飽和度（$SpO_2$）、呼気終末二酸化炭素分圧（$EtCO_2$）、心電図などを連続的にモニタリングして循環動態や呼吸状態を確認します（図A）。モニタリングとともに、必ず患者に直接触れて観察することも忘れてはいけません。

▼図A　生体監視モニター

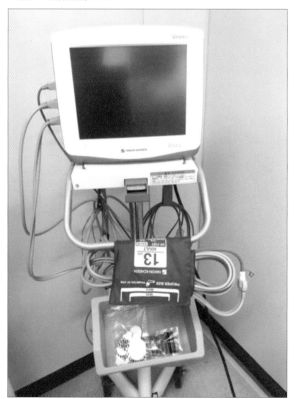

▼実際の観察方法

| 血圧・脈拍 | 低下したら | 普段の血圧や検査前の血圧と比較します。鎮静薬の副作用で血圧低下や徐脈をきたすことがある。生体監視モニターの数値だけで判断せず、橈骨動脈や頸動脈が触知できるかを確認する。<br>迷走神経反射により低下することもある。冷汗など他の症状も併せて観察する。迷走神経反射は、検査・処置中の送気量とも関係する。<br>等張電解質輸液 (リンゲル液や乳酸リンゲル液など) を急速投与し、循環動態を維持する。また、拮抗薬をすぐに投与できるように準備する。 |
|---|---|---|
| | 上昇したら | 普段の血圧や検査前の血圧と比較する。不自然な体位によって測定している上肢が過度に圧迫されていないか確認する。また、鎮静効果が切れて患者が覚醒し、苦痛のために血圧が上昇していることが考えられる。意識レベルを確認して、鎮静薬の追加投与を検討する。<br>ESDなどによる治療中に高血圧の状態が続くと、出血しやすい状況となるため、降圧剤の投与による血圧のコントロールも必要となる。 |
| 呼吸回数<br>$SpO_2$<br>$EtCO_2$ | | $SpO_2$は呼吸状態を簡易的に確認でき、施設の規模を問わず多くの施設に導入されている。ただし、$SpO_2$は現在の2分ほど前の呼吸状態を反映した数値といわれている。$EtCO_2$は、直近の呼吸状態を反映している。呼吸状態の低下は、鎮静薬により呼吸抑制が起きている恐れがある。目視で呼吸状態を観察し、必要に応じて酸素投与を行う。また、拮抗薬をすぐに使用できるように準備する。<br>呼吸回数も、呼吸状態の指標となる。呼吸の深さや呼吸音の変化と同時に観察する。 |
| 心電図 | | 鎮静薬の副作用として不整脈が起きる場合があるため、長時間となる治療では不整脈の既往がある患者では注意する。 |

必ず患者に直接触れて観察することも、忘れてはいけないのですね。

新人ナース

# 鎮静レベルの確認

　適度な**鎮静レベル**を保っているか判定するため
に、スコアを活用することは有用です（表A）。

▼表A　Ramsayスコア

| Ramsayスコア | 反応 | |
|---|---|---|
| 1 | 不安そう　イライラしている　落ち着かない | |
| 2 | 協力的　静穏　見当識がある | |
| 3 | 命令にのみ反応する | ここが意識下鎮静 |
| 4 | 傾眠：眉間への軽い叩打または強い聴覚刺激にすぐに反応 | |
| 5 | 傾眠：眉間への軽い叩打または強い聴覚刺激で緩慢に反応 | |
| 6 | 刺激に反応せず | |

●**急変時の対応**

　鎮静・鎮痛薬の使用による副作用や、内視鏡診
療による出血・穿孔など偶発症の発生により、患
者が急変する恐れがあります。救急カートや除細
動器を内視鏡室に常備しておきます（図B・C）。

▼図B　救急カート

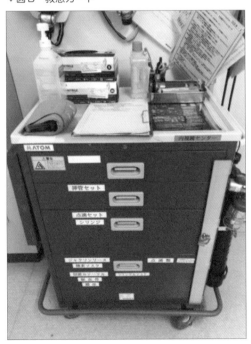

▼図C　除細動器

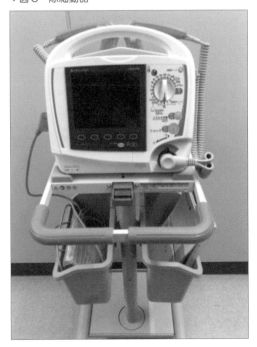

# 超音波内視鏡検査と EUS-FNA

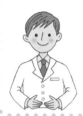

消化管領域の超音波内視鏡は、消化管の内腔から粘膜下の診断に用いられます。主に、早期癌の深達度診断、潰瘍・炎症性腸疾患の治癒判定、消化管粘膜下病変の鑑別診断に用いられ、腫瘍の位置や大きさ、浸潤の程度、悪性度、周囲臓器との位置関係や周囲リンパ節の状態などを知ることができます。

## 超音波内視鏡検査

病変の形状により、内視鏡の先端部に超音波探触子（プローブ）が装備された専用機を使用する検査と、通常の内視鏡の鉗子口チャンネルから挿入するミニチュア超音波プローブを使用する検査のいずれかを選択します。

超音波の減衰を防ぐために脱気水を使用することが多いです。専用機の超音波探触子にバルーンを装着し脱気水を満たして観察する方法と、消化管内に直接脱気水を溜める方法があります。

専用機の超音波像は軸と直交する360度の断層像が得られ、5～20MHzの間で切り替えて使用できるため、管腔側から壁外まで至適な観察が可能です。大腸専用超音波内視鏡は直視型スコープで通常の内視鏡より太いです。そのため大腸の深部挿入は容易ではなく、S状結腸までの病変に限定されることが多いです。超音波像は軸に直交する300度の断層像が得られ、7.5～20MHzの間で切り替えて使用できます。

対象病変は、癌、悪性リンパ腫、カルチノイド腫瘍、粘膜下腫瘍、食道胃静脈瘤、炎症性腸疾患などすべての疾患にわたります。

### ●胆膵超音波内視鏡検査

胆膵領域の超音波内視鏡で用いられるスコープには、前方斜視鏡で観察範囲が全周性（360度）で

ある観察用のラジアル型と、半周性（180度）である観察用および穿刺用のコンベックス型の2種類があります。ラジアル型は膵臓を長軸方向に描出でき、胆嚢管や十二指腸乳頭の描出が容易ですが、コンベックス型と異なり、超音波内視鏡下穿刺吸引法（EUS-FNA）や、超音波内視鏡下胆道ドレナージ（EUS-BD）、超音波内視鏡下膵管ドレナージ（EUS-PD）、超音波内視鏡下膵嚢胞ドレナージ（EUS-CDS）などの穿刺術やドレナージ術ができません。パワーおよびカラードプラ機能、ティッシュハーモニックイメージングを有しています。組織硬度が描出可能なエラストグラフィー機能や、超音波造影剤を用いた造影検査ができる機能も装備されています。

**適応**：食道・胃静脈瘤の状態把握、胆嚢の隆起性病変・壁肥厚の鑑別診断、膵石や胆嚢結石、総胆管結石、小膵癌の存在診断、胆嚢・胆管・膵臓に関する腫瘍の深達度診断、嚢胞性膵病変の鑑別診断、慢性膵炎などの診断、肝腫瘍の鑑別診断で用いられる。

### ●IDUS＊：管腔内超音波

細径超音波プローブは外径が2.0～2.6mmと細く、20MHzのプローブをガイドワイヤーに

＊**IDUS** Intraductal Ultrasonographyの略。

沿って経乳頭的に胆管・膵管内へ、また経皮経肝的に胆管内へ挿入する。適応としては、胆道癌の壁深達度診断（水平方向と垂直方向の進展範囲、門脈・右肝動脈・固有肝動脈への浸潤）、膵・胆道領域の嚢胞性腫瘍の診断、その他の腫瘍の質的診断などで用いられます。

### ●看護のポイント

・通常の内視鏡検査よりも時間が長くなることがあるため、インフォームドコンセントやオリエンテーションなどで説明し、理解を得る。

・検査内容に応じて必要物品が異なるため、検査前に医師に確認し、必要となる可能性のあるものはすぐに出せるよう、あらかじめ必要物品を準備しておく。

・検査中は消化管内に脱気水を充満させるため、嘔吐や誤嚥に注意する必要がある。

・脱気水を多量に使用した場合、低体温症に注意する。

・専用機の場合はスコープの先端に超音波探触子が付いており、先端部外径はラジアル型で11.4〜13.8mm、コンベックス型で13.9〜14.6mmとかなり太く、通常の内視鏡より先端硬性部も長い特殊な構造である。嘔吐反射や出血、穿孔なども起こりやすく、医師は画面に集中していることが多いため、介助者は患者の状態変化に注意して慎重に観察することが必要である。

・検査時間が長くなることがあるため、二酸化炭素による送気が望ましい。

・検査中は呼吸状態や経皮的動脈血酸素飽和度などのバイタルサインの変化や腹部の緊満、皮下気腫などを評価し、変化があった場合は医師に報告する。

・鎮静薬を使用して検査をすることが多いが、前述したとおり太いスコープを胃や十二指腸に留置して観察するため、苦痛を伴い体動が見られることもある。鎮静薬の追加で投与量が増えることがあるので、特に呼吸状態には注意をする。

・鎮静薬により呼吸抑制などの副作用が生じ、不穏になることがあるため、拮抗薬をいつでも使用できるように用意しておく。

・検査後は、バイタルサインの変化や脱気水の逆流による誤嚥の可能性、患者の反応や状態の観察、体温の確認など、検査中の状況を踏まえた内容を申し送り、術後の観察を依頼する。

▼ラジアル型走査超音波内視鏡（EG-580UR）

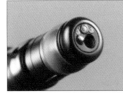
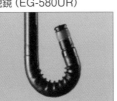
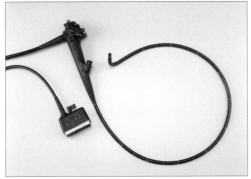

画像提供：富士フイルム株式会社

▼電子ラジアル型超音波ガストロビデオスコープ（左：GF-UE-260-AL5、右：GF-UE290）

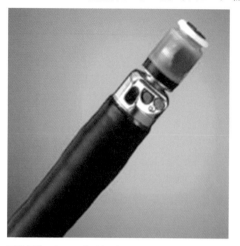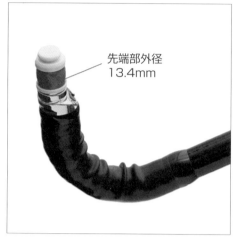

先端部外径
13.4mm

画像提供：オリンパス株式会社

# 超音波内視鏡下穿刺吸引法（EUS-FNA*）

**適応**：膵・膵周囲腫瘍性病変、消化管粘膜下腫瘍、後縦隔腫瘍・腫大リンパ節、消化管周囲腫大リンパ節、少量の腹水・胸水、生検困難な粘膜下進展病変、副腎腫瘍、肝占拠性病変、骨盤腔内腫瘤

**診断**：治療前の組織学的確診（手術不能癌症例における化学療法施行前の組織学的な検証および化学療法後での評価）、癌の進展度診断（腹水、リンパ節の評価など）、腫瘍性病変の鑑別診断

**偶発症**：消化管/腹腔内/後腹膜出血、急性膵炎、感染、消化管穿孔、穿刺部膿瘍、敗血症、誤嚥性肺炎、穿刺経路腫瘍細胞播種（needle tract seeding）など

**禁忌**：出血傾向が見られる場合、病変が明瞭に描出できない場合、穿刺ライン上の介在血管が明らかな場合、呼吸性移動が大きい場合

**手技**：コンベックス型内視鏡および観測装置、専用穿刺針（穿刺針は19G、20G、21G、22G、25G）で、各穿刺針の構造や特性を十分理解し、対象病変によって針を選択する。
穿刺後は病理医や細胞検査士の同席による迅速細胞診を施行することで、偽陰性を回避できる可能性が高まる。迅速細胞診ができない場合は、肉眼的に明らかな白色の検体組織が確認できることが目安となる。

**看護**：検査中の注意事項は超音波内視鏡検査と同様であるが、穿刺の際はできるだけ体動を静止するように声かけをする。鎮静薬に加えて鎮痛剤も使用し、苦痛を除去することがある。
出血高危険度群の範疇に入るため、血栓塞栓症の発症リスクが低い場合は抗血栓薬の休薬などの考慮が必要となる。血栓塞栓症の発症リスクが高い場合はヘパリン置換などの処置が必要となるため事前の情報収集が必要。検査中、止血剤を投与する場合がある。

＊EUS-FNA　Endoscopic Ultrasound-guided Fine Needle Aspirationの略。

▼コンベックス型超音波ガストロビデオスコープ（左：GF-UCT260、右：TGF-UC260J）

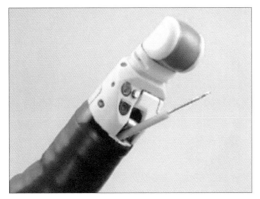 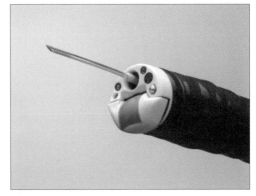

画像提供：オリンパス株式会社

▼コンベックス型走査超音波内視鏡（EG-580UT）

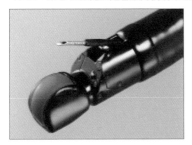 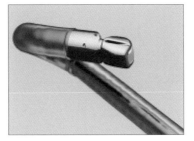

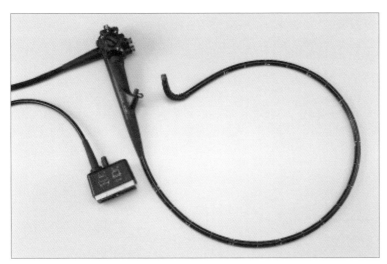

画像提供：富士フイルム株式会社

# 超音波内視鏡ガイド下膵周囲液体貯留ドレナージ

超音波内視鏡ガイド下に穿刺を行い、経消化管的ドレナージを行います。慢性膵炎に伴う膵仮性嚢胞や急性膵炎後局所合併症が主な適応疾患であり、形成された瘻孔部よりネクロセクトミー（内視鏡的壊死組織除去術）や追加のドレナージが可能です。

●**必要物品**

穿刺針：19GFNA針、スコープ：コンベックス型超音波内視鏡、ガイドワイヤー：ガイドワイヤー（0.025inch 2本）、ブジー：通電ダイレータまたは拡張バルーン（4〜6mm）または機械式拡張ダイレータ、カテーテル：ダブルルーメンカテーテル、ステント：7Frダブルピッグテイル型プラスチックステント、ピッグテイル型経鼻ドレナージチューブ

▼通電ダイレータ（Fine025）

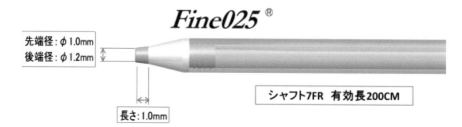

画像提供：株式会社メディコスヒラタ

▼拡張バルーン

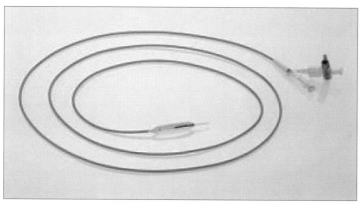

画像提供：株式会社カネカ

▼機械式拡張ダイレータ（ESダイレータ）

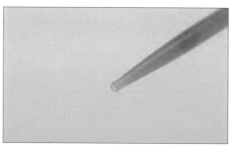
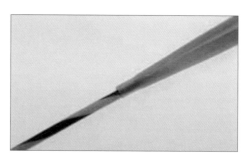

画像提供：ゼオンメディカル株式会社

●超音波内視鏡ガイド下胆管ドレナージ

　超音波内視鏡ガイド下に穿刺を行い、経消化管的ドレナージを行います。腫瘍の浸潤などによりERCPによるドレナージが不可能な症例に限定して行うことがあります。胃から左肝内胆管をドレナージするEUS-HGSと十二指腸から肝外胆管をドレナージするEUS-CDSがあります。手技は超音波内視鏡ガイド下膵周囲液体貯留ドレナージと同様ですが、留置するステントが異なります。8Frプラスチックステントもしくは一体型7Frプラスチックステントのみです。メタルステントは専用のものはなく、6mmまたは8mm径で8～10cm以上の長さのパーシャルカバーのものが使われることが多いです。編み込み式のメタルステントを使用することが多く、短縮することを考えて胃内のステント長は3～5cm以上必要です。

●超音波内視鏡ガイド下膵管ドレナージ

　超音波内視鏡の先端が十二指腸球部に位置し、頭側を向いた状態で肝外胆管を長軸に描出できる位置が、肝内胆管にガイドワイヤーを送り込みやすいです。留置する専用のステントは市販されておらず、プラスチックステントの場合はERCPで使用する一体型7Frプラスチックステント、メタルステントでは10mm径で6～8cmの長さのパーシャルカバーあるいはフルカバーのERCP用の胆管ステントが使われることが多いです。メタルステントの場合、編み込み式のもので短縮することが問題となっており、レーザーカット式のフルカバードステントを用いる場合もあります。

▼肝切除後の膿瘍ドレナージ（超音波内視鏡下膿瘍ドレナージ）

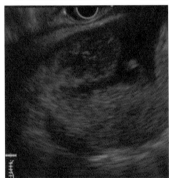
超音波内視鏡で病変を確認

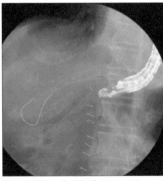
19G穿刺針で穿刺後ガイドワイヤーを留置

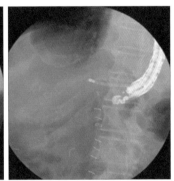
通電ダイレータで拡張

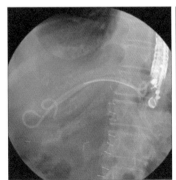
ダブルピッグ型プラスチックステントとピッグテイル型経鼻ドレナージチューブを挿入

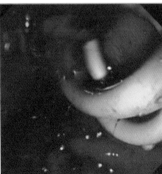
膿瘍内の排液が胃内に排泄される

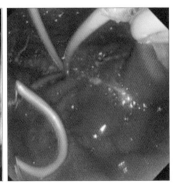
ダブルピッグ型プラスチックステントをさらにもう1本追加して終了

# カプセル内視鏡

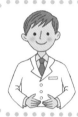 超小型撮像素子を内蔵した外径11mm、全長26mmのカプセル型の内視鏡です。低消費電力での撮影機能と無線送信技術が搭載されています。口から飲み込んだカプセル内視鏡は、消化管の蠕動運動によって消化管内部を移動していき、内蔵されたカメラが撮影した画像を体外に送信します。

 ## 小腸カプセル内視鏡

**適応**（2007年当初）：上部および下部消化管内視鏡検査を行っても原因不明の消化管出血（OGIB ＊）がある場合。
顕在性（overt）再発または持続する下血や血便などの**可視的出血**がある場合と、潜在性（occult）再発または持続する鉄欠乏性貧血 and/or 便潜血検査陽性の場合（ただし、大腸内視鏡検査で異常がなく貧血がなければ除外）とした。

**適応拡大**（2012年7月）：小腸疾患が既知または疑われる患者すべて。ただし、小腸に狭窄が疑われる疾患の場合は、保険承認されたパテンシーカプセルを嚥下し、開通性の評価をしてから、小腸カプセル内視鏡を施行する。

**禁忌**：〈絶対的禁忌〉
腸閉塞。滞留（後述）時の回収拒否など患者の十分な協力を得られない場合。
〈相対的禁忌〉
消化管狭窄・瘻孔がある場合、ペースメーカー埋め込み患者、嚥下障害、消化管運動機能障害、放射線性直腸炎、妊婦。

**偶発症**：検査開始日から2週間経過しても排出が確認できない場合を**滞留**といい、バルーン内視鏡による摘出または外科手術による摘出が必要。誤嚥・気道閉塞。

**パテンシーカプセル**：開通性の評価は30～33時間後に行う。排泄された場合は変形がなければ、また排泄されない場合は腹部X線写真で原形のまま大腸に到達していることが確認できれば、開通性ありと評価する。X線写真で骨盤内にあることがわかった場合、小腸にあるか下部大腸にあるかの判断が難しいため、腹部超音波検査やCT検査などを追加して判断する。小腸内にパテンシーカプセルがあると判断された場合は、カプセル内視鏡検査は中止となる。
崩壊時間をコントロールするタイマープラグ部とラクトースが主成分の本体で10％硫酸バリウムを配合しているため、コーティングが溶解したあとは、周辺の腸管を造影できるようになっている。狭窄部で滞留しても100～200時間で自然崩壊し、非溶解性コーティングだけが自然排出される仕組みとなっている。

＊OGIB　Obscure Gastrointestinal Bleedingの略。

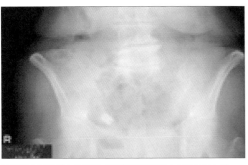

X線写真で骨盤内と判明➡腹部超音波では小腸内か大腸内かの判断が難しい➡CT検査で大腸内だった場合は小腸カプセル内視鏡検査を施行

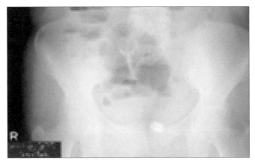

X線写真で骨盤内と判明➡腹部超音波で小腸内と判断➡小腸カプセル内視鏡検査は中止

●**手順**

❶データレコーダにこれから検査する患者の情報を入力しチェックインをする。

❷必要物品を準備する。

❸患者の腹部にセンサアレイを貼付（8か所所定の位置に貼付）し、データレコーダを取り付ける。センサベルトの場合はセンサアレイの貼付はしない。

❹カプセル内視鏡の蓋を開け、ペアリングが完了したら、リアルタイム処理を始動させ、カプセル内視鏡を嚥下する（嚥下が難しい場合は内視鏡で十二指腸まで挿入することがある）。

❺嚥下後に胃内に到達したことをリアルタイムで確認する。

❻小腸に到達するまでは医療者の目の届くところで観察し、小腸に到達したら、医師に相談のうえ、飲水開始時間（嚥下後約2時間）と食事開始時間（嚥下後約4時間）を伝える。小腸になかなか到達しない場合は、飲水や右側臥位、運動を促し、それでも到達しない場合は、メトクロプラミドを投与する。

❼検査中の注意事項や回収方法などを伝え、帰宅する。

❽カプセル内視鏡の電池が切れたらセンサアレイを取り外し、翌日持参してもらう。

❾データレコーダをクレードルに挿し、ダウンロードをする。

❿ダウンロード完了後に読影をする。

●**看護のポイント**

・検査に対する不安が強い場合は十分に説明し、理解を得たうえで検査を開始する。

・パテンシーカプセルを施行していても、小腸に狭窄があり、滞留する可能性があることを説明し、回収の必要性を理解してもらう。

・検査中はデータレコーダをつけたまま生活することになるので、できる限りプライバシーに配慮し、生活しやすい状態にする。

・撮影中の状況（データレコーダ上部が青点滅）や撮影が中止された状況（データレコーダ上部が赤点滅）を説明し、トイレに行ったあとなど、ときどき観察するように説明する。

・病棟患者で送信式の患者監視モニターを装着している場合は、周波数がカプセルからデータレコーダへ画像を送信する値とほぼ同じため、画像にノイズが入り、撮影できないことがある。したがって、検査中はモニターの使用を中止するかベッドサイドモニターに切り替える必要がある。

・カプセルの排泄が確認されるまでは、カプセル内視鏡の金属部分が人体に悪影響を及ぼす可能性があるため、MRI検査は禁忌である。

・カプセル内の酸化銀ボタン電池の標準作動時間は11時間以上であり、それが撮影時間の目安となる。

# 大腸カプセル内視鏡

**適応**：大腸内視鏡検査が施行困難で、過去に全大腸の検査が受けられなかった場合や、腹部手術歴などがあり、癒着などで全大腸の観察が困難な可能性のある場合。

**手順**：検査前日から下部消化管内視鏡検査と同様に消化のよいものを摂取し、下剤を内服、検査当日も朝から腸管洗浄剤を内服する。腸管洗浄完了後、小腸カプセル内視鏡と同じ手順で嚥下し、嚥下後はプロトコールに従い、ブースターを内服する。肛門から大腸カプセル内視鏡が排泄されるまで院内で観察する。

**看護のポイント**：センサアレイの貼付位置は小腸カプセル内視鏡と異なるので注意する。
腸管洗浄剤内服による嘔吐や誤嚥に注意する。

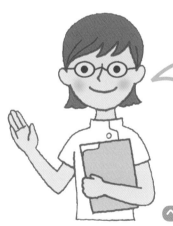

小腸は腸液のみでほとんど残渣はなく、検査当日の絶食のみで前処置は必要ありません。大腸は便などの残渣があるので腸管洗浄剤や下剤の内服などの前処置が必要です。

ベテランナース

chapter 4

# 内視鏡治療

内視鏡治療には、消化管を対象としたもの、
肝胆膵系臓器を対象としたものが多数あります。
処置ごとの必要物品や手順を理解して介助することが大切です。
しかし、介助に夢中になるばかりに、患者さんのケアが
おろそかにならないように気を付けたいものです。
介助と患者ケアの2本柱を常に意識するよう心がけましょう。

# 拡張術

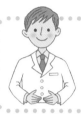

炎症や腫瘍による狭窄、内視鏡治療や外科的手術後の二次的に発生した狭窄部位に対して機器を用いて拡張します。主にバルーン拡張術、ステント留置術が行われています。

## ✚ バルーン拡張術

**バルーン拡張術**は、スコープからバルーンを入れて狭窄部を広げる治療です（図A）。

▼図A　バルーン拡張の実際

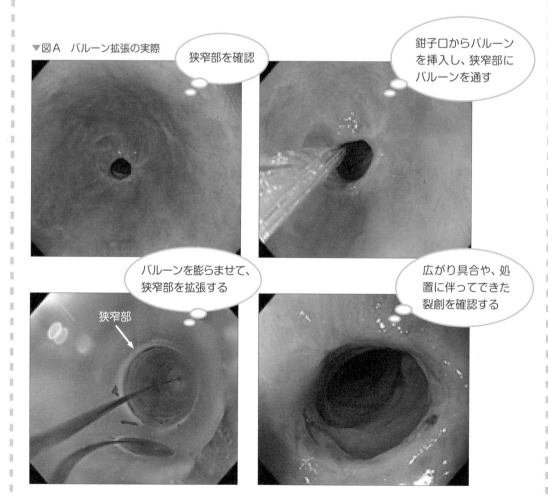

狭窄部を確認

鉗子口からバルーンを挿入し、狭窄部にバルーンを通す

バルーンを膨らませて、狭窄部を拡張する

狭窄部

広がり具合や、処置に伴ってできた裂創を確認する

主に良性狭窄（外科手術後の吻合部、内視鏡治療後の狭窄、放射線治療後の狭窄、消化性潰瘍瘢痕、クローン病、食道アカラシア、潰瘍性大腸炎など）が適応です。病変部に潰瘍や瘻孔を認める場合は、穿孔などの偶発症の危険性が高まることから適応外となります。この治療を繰り返し行うことで徐々に効果が出てきますが、治療回数や頻度は、狭窄部の状態等により異なります。患者は何度も来院して内視鏡検査を受ける必要があり、負担もかかります。

▼図B　必要物品

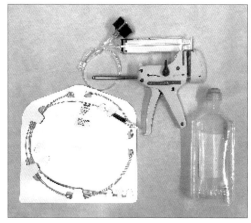

※筆者の施設で使用している物品

●**必要物品**（図B）
・拡張バルーン（事前に必要なサイズを医師に確認する）
・拡張器（アライアンスⅡハンドル、ゲージ付きシリンジと延長チューブ）
・蒸留水
・造影剤（透視下で行う場合、蒸留水に混ぜる）

# 看護のポイント

・検査前の問診では、つかえ感などの症状や最終の食事時間とその内容も確認します。
・必ず生体監視モニター装着して患者の状態を確認します。拡張中は圧迫感や疼痛によって患者が動くことがあるため、転倒や自己抜去などに注意します。
・終了後は、胸痛や嘔気などの症状を確認します。飲水・食事の開始時間は医師の指示に従い、

患者へ説明します。抗血栓薬服用中の患者では、止血が得られにくいこともあるため、タール便など出血の兆候についても説明しておく必要があります。
・拡張術を繰り返し行っても、つかえ感などの症状が改善しない場合は、普段の食事（内容や形態など）を見直し、食事指導を行い、栄養士に相談するなどの対応も効果的です。

## ●**偶発症**

### ●**穿孔**
狭窄部の粘膜が脆弱化していると、急激な拡張によって穿孔を起こす恐れがあります。その場合、保存的治療あるいは外科的治療となる可能性があることも知っておきましょう。

### ●**出血**
静脈性出血の場合、多くは自然に止血します。動脈性出血の場合は、止血鉗子を用いた焼灼術を行うことがあります。

# ステント留置術

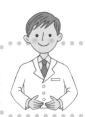

ステント留置は、切除不能な悪性腫瘍による狭窄・閉塞に対する姑息的治療（こそく）です。

 ## 内視鏡的胆管ステント留置術

胆管ステントには、**プラスチックステント（PS**＊）、**自己拡張型メタリックステント（SEMS**＊）のいずれかを用います。SEMSには、ステント周囲全体に樹脂膜の被覆がある**FCSEMS**＊と、部分的に被覆のある**PCSEMS**＊、被覆のない**UCSEMS**＊（＝ベアーステント）があります。

FCSEMSはステントメッシュ内への増殖（ingrowth）を防ぐことができて開存期間が長く、抜去可能であるため、遠位胆管狭窄が多い膵癌に使用されることが多いです。胆嚢管合流部を閉塞させることで胆嚢炎が起こってしまうこともあるので、胆嚢にPSを留置します（PCSEMSやUCSEMSを使用する場合もあります）。

PSにはステント径5〜11.5Frのものがあり、ステントの逸脱や迷入の防止のために様々な形状をしたものが販売されています。安価で抜去可能ですが、閉塞することがあり、3か月程度で交換が必要となります。SEMSの内腔は6〜12mmと太く、簡単に抜去することはできませんが、閉塞

するまで半永久的な留置が可能です。予後や治療方針を考えてステントを選択します。

肝門部・肝内胆管分離型（以下、分離型）の悪性胆道閉塞に対するmulti-stentingには、内視鏡を用いた経乳頭的アプローチと、PTCDを発端とする経皮的アプローチがあります。複数のメタリックステントを留置して複数区域の内瘻術（ないろうじゅつ）を達成する治療法であるmulti-stentingには、end-to-side法とpartial stent-in-stent法があり、それぞれの留置経路として、single-accessとmulti-accessがあります。end-to-side法は、一方のステント端を他方のステント側面に密接して留置します。2本のステントを精密に接合することが重要です。partial stent-in-stent法は、一方のステント端を他方のステントの網目を通して内腔まで差し込んで接続する方法です。ステントの接続は確実となりますが、過度の重なりは、胆汁の流れや、引き続く操作の妨げとなるため、最小限とすることが重要です。

＊PS　　　　Plastic Stentの略。
＊SEMS　　Self-Expandable Metallic Stentの略。
＊FCSEMS　Fully-Covered Self-Expandable Metallic Stentの略。
＊PCSEMS　Partially-Coverd Self-Expandable Metallic Stentの略。
＊UCSEMS　Uncovered Self-Expandable Metallic Stentの略。

▼肝細胞癌に伴う胆管浸潤・出血による閉塞性黄疸

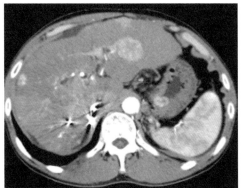

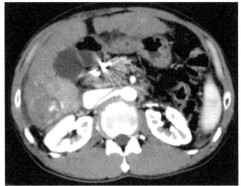

CT画像

FCSEMS (6mm径-8cmを2本、左右の肝内胆管に留置)

▼内視鏡的胆管ステント留置術

| ①プラスチックステント (PS) | ②自己拡張型メタリックステント (SEMS) | ③FCSEMS |
|---|---|---|
| | | |
| ・価格は安い<br>・径は小さい (固定)<br>・交換は容易<br>・開存期間は短い<br>【トラブル関連】<br>・閉塞しやすい<br>・逸脱・迷入あり | ・価格は高い<br>・径は大きい (留置後に拡張)<br>・交換は不可能<br>・開存期間はやや長い<br>【トラブル関連】<br>・閉塞しにくいが腫瘍の内部増殖あり<br>・逸脱・迷入しにくい | ・価格は高い<br>・径は大きい (留置後に拡張)<br>・交換は困難<br>・開存期間は長い<br>【トラブル関連】<br>・閉塞しにくい<br>・腫瘍の内部増殖を防止できる<br>・逸脱・迷入しにくい |

# 内視鏡的胃十二指腸ステント留置術

　癌（胃癌、十二指腸癌、膵癌など）によって胃・十二指腸が閉塞・狭窄した場合に、狭窄部分に留置して通過障害を回避します。

偶発症：消化管穿孔、出血、ステント逸脱、腹痛、誤嚥性肺炎

▼HANAROSTENT® Naturfit™ Duo
　ハナロステントナチュールフィット胃・十二指腸用

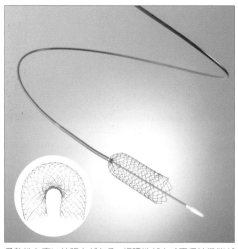

柔軟性と高い拡張力がある。視認性がよく再収納機能がある。9Fr 細径デリバリーシステム

▼十二指腸ステント留置術

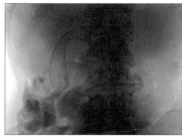

癌（胃・十二指腸・膵）によって閉塞・狭窄した場合に留置する

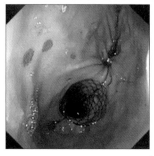

十二指腸ステント留置後の内視鏡像。口側は幽門輪に引っかけることが多い

写真提供：ボストン・サイエンティフィックジャパン株式会社

# 内視鏡的大腸ステント留置術・食道ステント留置術

　大腸ステントや食道ステントは、悪性腫瘍による狭窄や腫瘍の進行に伴う瘻孔の閉鎖などに対して使用することがあります。大腸ステントは、切除不能な悪性腫瘍に用いられることもありますが、手術前にステントで閉塞症状を解消し、全身状態を改善してから切除に臨むことができます。従来、悪性腫瘍による腸管の閉塞で緊急手術を行う場合、同時に人工肛門の造設を行うことが一般的でしたが、むくんで傷んだ腸管をつなぐと術後に縫合不全などの合併症を起こしやすいです。緊急手術では、大量の便による手術の汚染や、全身状態の悪い患者への過大な負担を強いることがあったのですが、ステント挿入で減圧をしてから切除を行うことができるようになりました。

●ステント留置術の手順
❶狭窄または閉塞部分の手前まで内視鏡を挿入し、造影剤で狭窄範囲を造影する。
❷狭窄の距離の予測をたて、狭窄または閉塞部分より奥にガイドワイヤーを進める。
❸メタリックステントを留置し、デリバリーデバイスを抜去する。
❹メタリックステントの自己拡張力によって閉塞部分を押し広げ、留置後2〜3日で完全拡張する。

ステントは編み方と材質によって特殊性があります。

## ●アキシャルフォース

ステントがまっすぐになろうとする力です。

これが弱いほど、長期留置する際の消化管穿孔のリスクが低くなります。

網状に交互に手編みをされたものであれば、屈曲した部分でも十分なじんで、両側端が腸管壁に当たった場合もセルがクッションのような役割をして腸管壁への力を分散させることができます。

## ●ショートニング

ナイチノールワイヤーをらせん状に編み込んだタイプでは、長軸方向に引っ張るとステントが延びる形状をしているため、ショートニングの比率が高くなります。しかし、ステント留置時に少し引っ張ることで留置位置の微調整が可能です。

再収納機能が付いているデバイスもありますが、付いていないものもあるので注意が必要です。

▼WallFlex™ Colonic Stent
　ウォールフレックス大腸用ステント

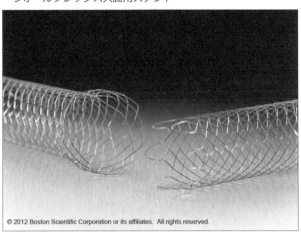

写真提供：ボストン・サイエンティフィックジャパン株式会社

## ●ナイチノール製、らせん状に編み込んだもの

・透視下での認識がしやすく、留置途中での微調整もしやすい。
・直線部での留置はしやすい。
・屈曲部に留置する際に引っ張りすぎるとステントの拡張力が低下して折れてしまうことがあるので注意が必要。
・ステント留置後の拡張力も比較的良好。
・アキシャルフォースが強く、屈曲部では長期間留置すると消化管穿孔の危険性がある。

▼大腸用ステント (Niti-S)

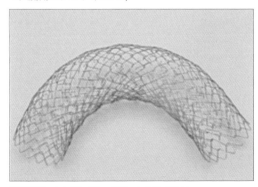

画像提供：センチュリーメディカル株式会社

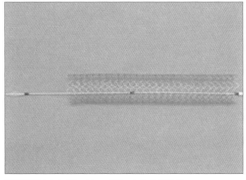

画像提供：センチュリーメディカル株式会社

● ナイチノール製、網状に交互に手編みをされ たもの
・デリバリーシステムのワイヤーが細いため、透視で見にくい。
・フレアがないので、狭窄部での引っかかりが弱い。

・狭窄部で引きのテンションをかけないと口側にもっていかれる。
・ステント留置途中での微調整はきかない。
・再収納機能がないため、やり直しがきかない。狭窄長より長めのステントを選択する。

▼食道用ステント (Niti-S)

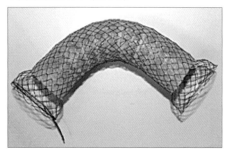

画像提供：センチュリーメディカル株式会社

▼食道用ステント (Flexella-J)

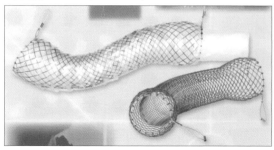

画像提供：株式会社パイオラックスメディカルデバイス

## column

## 内視鏡治療専用システム

　急性膵炎の局所合併症である膵仮性嚢胞 (PPC) および被包化壊死 (WON) に対する内視鏡治療専用システムが発売されました。瘻孔形成補綴材は、アクセスポートとして機能し、ドレナージ、内視鏡を挿入した膵ネクロセクトミー (壊死組織除去・嚢胞内洗浄・観察) を行うことができます。

▼膵臓用瘻孔形成補綴材 (Hot AXIOSシステム)

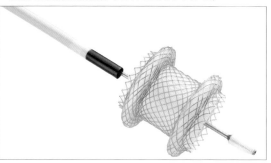

写真提供：ボストン・サイエンティフィックジャパン

# 止血術

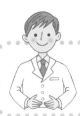

消化管内において現在出血している、あるいは今後出血する恐れのある病状に対して、内視鏡を介した止血処置を行います。

## 消化管出血

**消化管出血**といっても、出血源が上部消化管か下部消化管によって出血の状態は違います。出血源が上部・下部消化管のどちらなのかによって、行う検査は変わってきます。まずは言葉の定義を確認しましょう。

▼吐血、下血、血便の違い

| | | 出血源の予測 |
|---|---|---|
| 吐血 | 口から血液混じりのものを吐く。鮮血の吐物の場合、大量の出血がある可能性がある。コーヒ残渣様の吐物の場合、少量の出血が胃内に停滞し、出血してから時間が経過している可能性がある。 | 上部消化管 |
| 下血 | 黒色便、タール便 | |
| 血便 | 鮮血～暗赤色便 | 下部消化管 |

▼適応と禁忌

| 適応 |
|---|
| ・噴出性出血を認める場合 |

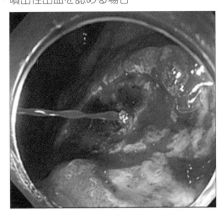

◀血管から拍動するような出血を認める

【禁忌】内視鏡を行うこと自体に耐えられないほど、全身状態が悪い場合

・漏出性出血を認める場合

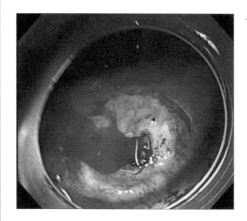

◀しみ出るような出血を認める

・現在は出血していないが、露出した血管を認める場合

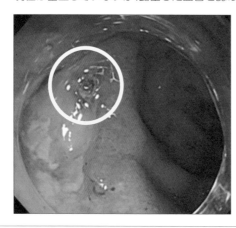

◀現在、出血はないが、潰瘍底
に血管の断端を認める

【禁忌】内視鏡を行うこと自体に
耐えられないほど、全身
状態が悪い場合

## 止血術の種類

　内視鏡的止血術には機械的止血法、熱凝固法、薬物局注法、薬剤散布法、内視鏡的静脈瘤結紮術・内視鏡的硬化療法があり、さらに各止血法の中に

もいろいろあります。ここでは使用頻度の高い止血法を説明します。

止血術
- ① 機械的止血法 ——— クリップ法
- ② 熱凝固法 ——— 高周波熱凝固法
 　　　　　　　　　 アルゴンプラズマ凝固法
- ③ 薬物局注法 ——— 高張食塩エピネフリン液
 　　　　　　　　　 （HSE）局注法
 　　　　　　　　　 純エタノール局注法
- ④ 薬剤散布法
- ⑤ 内視鏡的静脈瘤結紮術・内視鏡的硬化療法 ——— 内視鏡的静脈瘤結紮術
 　　　　　　　　　　　　　　　　　　　　　　　 内視鏡的硬化療法

## ①機械的止血法（クリップ法）

クリップで血管を直接把持して血流を遮断し、傷を縫縮して止血する方法です（図A）。熱凝固法や薬物を用いた他の止血法と比べて、組織への侵襲が少ないことが特徴です。また、クリップ法は止血目的以外に、ポリープ切除後の傷の縫縮、マーキングなどにも用いられます。

● **必要物品**（図B）

回転クリップ装置（使用するスコープに合わせた長さのものを準備する）。

クリップには角度や長さの異なる複数の種類があります。自分の施設で採用されている種類や使用用途を知っておくとよいでしょう。

▼図A　クリップ法の実際

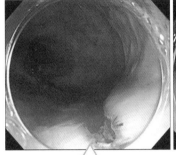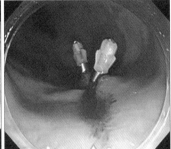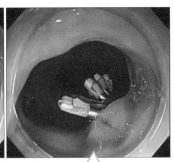

食道の裂創から漏出性出血を認める（マロリーワイス症候群）。

クリップを用いて、裂創を閉じていく。

完全に縫縮して止血を確認する。

▼図B　必要物品

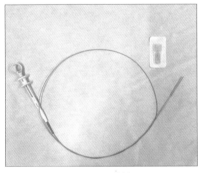

画像提供：オリンパス株式会社

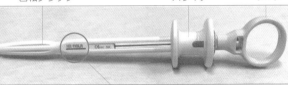

回転グリップ　スライダー　リング

有効長はここで確認できる（オリンパス）

 L：1650mm（上部スコープ対応）

 Q：1950mm（下部スコープ対応）

 U：2300mm（小腸スコープ、ロングスコープ対応）

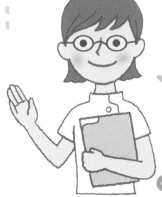

クリップの練習をするときに、クリップ装置とクリップだけで練習している場面を見かけます。できればスコープを使って、内視鏡モニター越しで操作の練習をしましょう。実践に近い状況で練習しておくと、本番でも自信が持てます。

ベテランナース

## ②熱凝固法

### 高周波熱凝固法

止血鉗子で露出血管や出血点を直接把持して止血します。主に内視鏡的粘膜下層剥離術（ESD*）の止血処置に用いられます。止血鉗子にはモノポーラタイプ、バイポーラタイプの2種類があります。

#### ●必要物品

- ・高周波装置
- ・対極板（モノポーラタイプの場合のみ）
- ・止血鉗子あるいはホットバイオプシー鉗子

▼必要物品

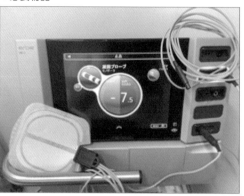

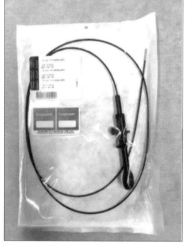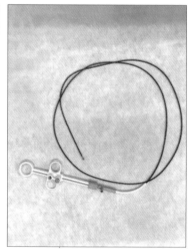

#### ●止血鉗子の種類別の注意点

**モノポーラタイプ**：高周波を使用する可能性がある場合、検査室入室時に貴金属類が除去されていること、ペースメーカーや金属プレートなどのインプラントの有無を確認し、対極板を貼る位置を決めておく。ペースメーカーなどが埋め込まれている場合、メーカーの事前チェックを手配する。また、処置中は心電図モニターも装着する。対極板を除去したら、発赤や熱傷など皮膚の状態を観察し、記録に残す。

**バイポーラタイプ**：モノポーラタイプと違い、対極板を必要としない。ペースメーカーなどを埋め込んでいる患者さんにも比較的安全に使用できる。

#### ●偶発症

**穿孔**：モノポーラタイプでは、通電した熱が組織の深部に伝わり、穿孔に至る危険性がある。

＊ESD Endoscopic Submucosal Dissectionの略。

●**看護のポイント**

・スコープのアングルが強くかかっている状況な
どでは、クリップの展開や回転操作がスムーズ
に行えないことがある。そういった場面でも慌
てずに操作することが大切。

・患者から「クリップを外すために、また内視鏡
をやるのか?」といった質問を受けることがあ
る。オリンパス製品の場合、10日程度で自然に
脱落し、糞便とともに体外に排泄されることを
説明する(添付文書上は9.4日間体内に残存す
ると明記されている)。

## アルゴンプラズマ凝固法 (APC)

　アルゴンガスに高周波電流を流すことで、アル
ゴンプラズマビームを発生させて組織を広範囲に
浅く焼灼し、かさぶたを作るように止血します。
アルゴンプラズマビームは落雷のようなイメージ
です。胃前庭部毛細血管拡張症 (GAVE) や腫瘍
のびまん性出血などに活用されます。

▼アルゴンプラズマ凝固法 (APC)

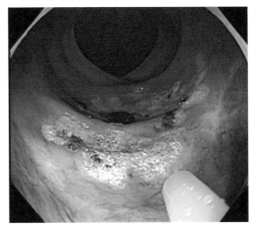

●**必要物品**

・高周波装置
・アルゴンプラズマ凝固装置
・対極板
・APCプローブ
　(直射タイプ、側射タイプ、円状噴射タイプ)

▼必要物品

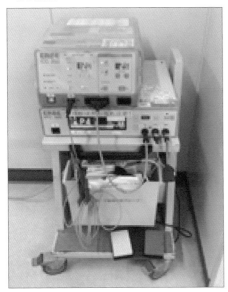
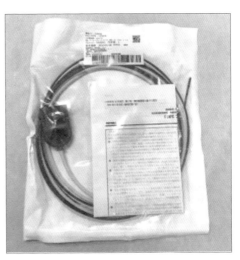

●**看護のポイント**

　対極板を使用するため、高周波熱凝固法と同様に対極板貼付部の確認を行います。アルゴンガスによって、患者は腹満感を感じたり曖気や排ガスが出やすくなります。内視鏡画面で消化管の拡張の状況も確認します。

●**偶発症**

　プローブ先端を粘膜に密着させた状態で焼灼すると、粘膜下気腫を起こすことがあります。

---

## ③薬物局注法

　薬剤を局注し、その薬剤の特性を活かして組織や血管に作用させることで止血します。

### 高張食塩エピネフリン液（HSE）局注法

　エピネフリンの血管収縮作用と、高張食塩水による組織の膨張、血管壁のフィブリノイド変性、血栓形成により止血します。HSEの局注によって出血を減弱させてから他の止血処置を行うなど、処置を組み合わせることもあります。

●**必要物品**

| ・局注針　・20mLのシリンジ　・吸い上げ針 |
| --- |
| ・10％塩化ナトリウム注　　　・注射用水 |
| ・エピネフリン |

●**HSEの作り方**

| HSE A液：10％塩化ナトリウム10mL＋ |
| --- |
| 　蒸留水10mL＋0.1％エピネフリン1mL |
| HSE B液：10％塩化ナトリウム20mL＋ |
| 　0.1％エピネフリン1mL |

　HSEにはA液・B液の2種類があり、濃度が異なります（1液・2液と呼ぶ施設もあります）。

●**看護のポイント**

　HSEのB液は高濃度なため、同じ部位に多量に注入すると潰瘍を形成することがあるため注意します。エピネフリン量は多量とはいえませんが、血圧の変動を確認します。

### 純エタノール局注法

　無水エタノールの強力な脱水、凝固、固定作用によって出血血管を収縮させ、さらに血管内に血栓が形成され、止血します。

●**必要物品**

| ・無水エタノール　・1mLのシリンジ |
| --- |
| ・吸い上げ針　　　・局注針 |

●**偶発症**

　組織への障害が大きいため、注入量が多くなると潰瘍が拡大し、遅発性穿孔の可能性があるため注意が必要です。

### ④薬剤散布法

　薬剤散布法とは、トロンビン液、アルギン酸ナトリウム粉末、フィブリノゲン液などの散布・噴霧を行う止血方法です。広い範囲のびまん性出血が見られる場合や、他の内視鏡的止血術の補助療法として用いられます。トロンビン散布はトロンビン液があれば処置が可能である一方、他の薬剤は散布用のデバイスが必要となります。

　トロンビン散布は、上部消化管内視鏡検査時の生検後の止血目的などにも用いられます。トロンビン液のボトル（図C）をスコープの鉗子口に接続し、出血部位に直接散布することができます。直接、経口投与することも可能ですが、静脈内投与、筋肉内投与、皮下注射は禁忌です。

▼図C　トロンビン液モチダソフトボトル5千・1万

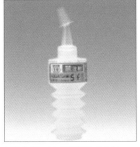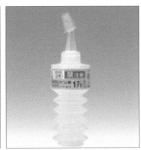

画像提供：持田製薬株式会社

### ⑤内視鏡的静脈瘤結紮術（EVL）、内視鏡的硬化療法（EIS）

　食道静脈瘤に対し、主流となる治療法です。

## 内視鏡的静脈瘤結紮術（EVL）

　食道静脈瘤に対して、O-リングというゴムを用いて結紮して血流を遮断する止血法です。

▼EVLをかけた状態

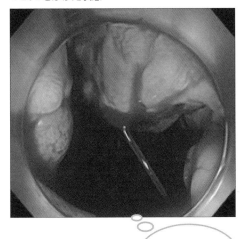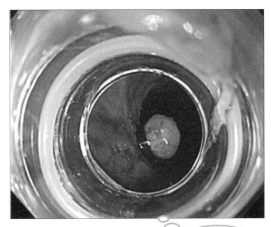

食道静脈瘤
からの出血

O-リングをかけ、
止血する

●必要物品（EVL単発式の場合）

・オーバーチューブ　　・EVLデバイス
・2.5または5mLシリンジ　・潤滑ゼリー
・キシロカイン®ポンプスプレー8％

▼必要物品

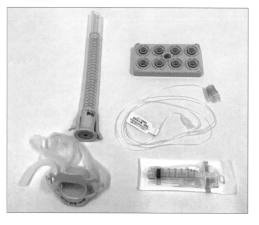

●看護のポイント

　オーバーチューブは、スコープより太く、医師が盲目的に挿入するため、咽頭・食道の損傷や穿孔に注意が必要です。また、患者の不意な体動にも注意します。頭部を後屈させて首の角度を緩やかにすると、医師がオーバーチューブを挿入しやすくなります。処置終了後、オーバーチューブは必ず医師に抜去してもらいます。処置後に咽頭痛を訴えることがあるため、患者に説明するとともに、病棟看護師へオーバーチューブの使用を申し送り、経過観察を依頼します。

## 内視鏡的硬化療法（EIS＊）

●適応

　肝硬変の主な原因として門脈圧亢進症があり、亢進した門脈圧を大循環へ逃がすための異常な排血路が食道粘膜下層以深に存在するものが食道静脈瘤です。

●必要物品

　斜視鏡（後述のEISLの場合は直視鏡）、静脈瘤硬化療法用穿刺針（20G、23G、25G）、造影剤（イオパミドール製剤またはイオヘキソール製剤）、硬化剤、1％ポリドカノール（エトキシスクレロール）、シアノアクリル酸エステル（シアノアクリレート〈CA〉）、ヨード化ケシ油脂肪酸エチルエステル（リピオドール）、約70％混合溶液、S-Bチューブ、トロンビン液です。

●方法

　瘤のある静脈に内視鏡下に穿刺して硬化剤を注入し、静脈瘤を塞栓する治療法です。

　斜視鏡を用いて処置を行い、内視鏡に装着したバルーンによって食道静脈瘤の血流を圧迫遮断したのちに、その胃側を穿刺して硬化剤であるオレイン酸モノエタノールアミン（EO）の血管内注入（23G穿刺針）をし、供血路まで血栓化させる治療をいいます。残存する細かい血管に対しては、エトキシスクレロール（AS）の血管外注入法（25G穿刺針）やAPCを用いて下部食道壁を焼灼することで食道粘膜下層を線維化させる地固め術を併用することがあります。基本的には血管内注入法が選択され、血管内注入が困難な場合に血管外注入法が選択されます。胃の静脈瘤治療の内視鏡的治療法は、シアノアクリレート（CA）とリピオドールと約70％混合溶液を直接、胃静脈瘤に穿刺注入（20G穿刺針）します。この方法で止血できなかった場合は、S-Bチューブを挿入することがあるので準備をしておきます。EISをしたあとで食道静脈瘤結紮術（EVL）を併用する内視鏡的硬化療法結紮術併用療法（EISL）を行う場合もあります。

＊EIS　Endoscopic Injection Sclerotherapyの略。

▼食道静脈瘤の内視鏡的硬化療法（EIS）

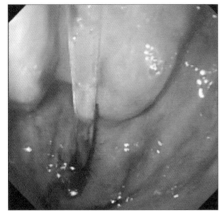 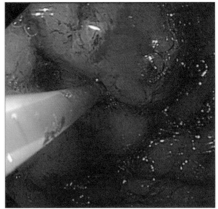

胃静脈瘤の内視鏡的硬化療法

治療後

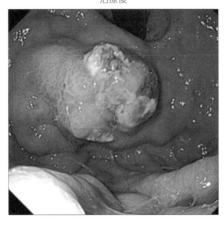

## ●看護のポイント

大量吐血などにより、全身状態が悪くなることがあるため、処置ができる状態かどうか判断してから処置に臨む必要があります。出血性ショックなどを引き起こす可能性があるので、意識状態やバイタルサインに注意します。重症化を想定した準備と体制を整えます。鎮静薬と鎮痛薬を併用することが多いです。飲酒歴のある患者が多く、鎮静薬により不穏になることがあるため、拮抗薬を準備しておきます。

吐血や嘔吐などが起こることがあるので、誤嚥に注意します。スコープの吸引とは別ルートよる口腔内吸引チューブを用意し、マウスピースの側溝から口腔内吸引をします。オーバーチューブを使用する場合は、体動による食道損傷などの合併症に注意します。

# 内視鏡的異物摘出術

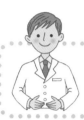

消化管異物は、消化管に異物が介在・滞留する状態です。小児が大半ですが、成人では高齢者や精神疾患患者に多く発生します。

## 消化管異物の種類

異物には義歯、魚骨、PTPシート（錠剤やカプセルを包装するシート）、硬貨、ボタン電池などがあります（表A）。食物塊（肉塊など）のような、本来、除去の対象とならないものが、消化管狭窄や運動異常により「異物」と見なされる例もあります。このような消化管異物を、スコープと処置具を用いて体外へ除去します。

▼表A　消化管異物の種類

| 緊急性のあるもの | 緊急性の低いもの（左欄以外） |
|---|---|
| 1．消化管壁を損傷する可能性のあるもの<br>　　義歯、PTPシート、魚骨、アニサキス、針、ガラス片など<br>2．消化管を閉塞する可能性のあるもの<br>　　食物塊、胃石、硬貨、回虫、ビニール袋など<br>3．消化管に有害な成分が含まれているもの<br>　　乾電池、ボタン電池など | ボタン、ビー玉、碁石など |

▼主な摘出方法の種類

| 対象の異物 | 摘出方法 | 概要 |
|---|---|---|
| PTPシートや魚骨 | フード法 | スコープ先端に透明フードを装着して、把持鉗子などで摑む。 |
| ボタン、ビー玉、食物塊など | バック法 | 把持鉗子では摑めないような形状のものを回収ネットで摑んで摘出する。 |
| アニサキス | 生検鉗子による除去 | アニサキスの頭部を生検鉗子で摑んで摘出する。 |

▼PTPシートの回収

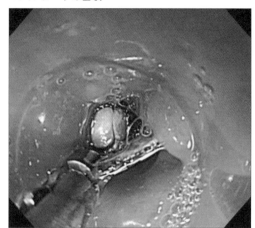

▼アニサキスの回収

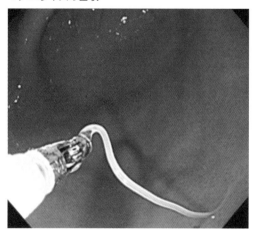

## 看護のポイント

PTPシートの誤飲は、食後の服薬時に発生することが多くあります。最終の食事時間から検査までの時間が短いことから、胃内は食物残渣が貯留し、検査中の誤嚥のリスクも高まります。口腔内吸引の準備も必ず行います。

異物摘出の際、消化管に裂傷ができることがあります。抗血栓薬を服用している患者に対してはタール便などに注意するよう説明します。

消化管異物により穿通や穿孔が起こる可能性があるため、バイタルサインの変化や症状の観察を行います。

消化管に悪い影響を与えるような異物を飲み込まないように注意します。

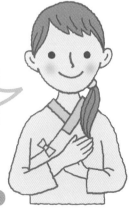

患者さん

# ポリープ切除

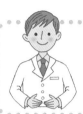

ポリープを切除する方法には、ポリペクトミー、内視鏡的粘膜切除術（EMR＊）、コールドスネアポリペクトミー、コールドフォーセプスポリペクトミーなどがあります。

## ✚ ポリペクトミー／内視鏡的粘膜切除術（EMR）

**ポリペクトミー**とは、スネアでポリープの根元を絞扼し、通電して切除する治療方法です。この手技の対象は、主に有茎性ポリープ、亜有茎性ポリープです。

**EMR**とは、はじめに粘膜下に局注をして、病変を浮き上がらせてから、スネアをかけて、通電・切除する治療方法です。この手技の対象は主に、表面型病変や広基性病変です。局注液は、基本的に生理食塩水を用います。治療の対象となるのは、食道、胃、大腸における腫瘍性病変（腺腫、早期大腸癌、NET）あるいは腫瘍を疑う病変です。内視鏡診断で、明らかにSM深部浸潤癌と予想される場合は外科手術が原則です。非腫瘍性ポリープは、基本的に治療は不要ですが、次の場合は治療の対象となります。

▼ポリペクトミーとEMR

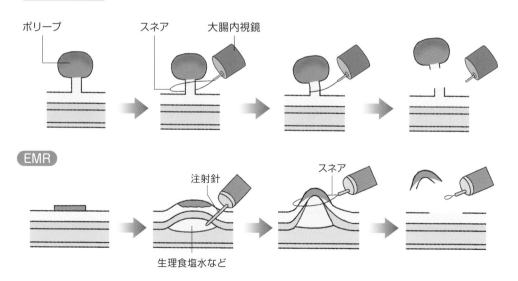

ポリペクトミー

ポリープ　　スネア　　大腸内視鏡

EMR

注射針　　スネア

生理食塩水など

＊ EMR　Endoscopic Mucosal Resection の略。

・出血や腸重積などの症状をきたしている。または
その恐れがある。
・癌化している。またはその恐れがある。
・鋸歯状病変（SSA/P）の可能性がある。

　禁忌は、内視鏡検査が不可能な全身状態不良
例、治療に協力できない意識や精神状態の患者、
明らかな出血傾向を有する患者などです。

● **必要物品**
　必要物品は次のとおりです。

❶高周波スネア、高周波装置（モノポーラの場合、
　対極板も用意する）
❷回転クリップ装置、クリップ（創部の縫縮に用
　いることがある）
❸ポリープ回収デバイス（ポリープトラップや三
　脚・五脚鉗子、回収ネットなど）
❹局注針（EMRのみ）、局注液（EMRのみ、基本
　的に生理食塩水）

● **看護のポイント**
　事前に貴金属類が除去されていること、体内イ
ンプラントの有無を確認し、対極板を貼る位置を
決めておきます。処置により送気量が増えると、
患者が腹満や腹痛を感じ、場合によっては迷走神
経反射を起こすことがあります。気分不快の有無
を観察し、バイタルサインを確認します。また、
患者が不安にならないように声をかけます。

● **偶発症**
**出血**：術中出血と後出血がある。術中出血は、ス
　　　ネアの先端を使って焼灼処置を行い、ク
　　　リップによる止血処置を行う。後出血は、
　　　検査当日から3日以内が圧倒的に多いとい
　　　われるが、1週間以上経過してから出血す
　　　るケースもある。その予防の目的として、
　　　運動や飲酒など生活上の制限を守ってもら
　　　う（chapter 3参照）。後出血で来院した患
　　　者には、再度内視鏡検査を実施して、止血
　　　処置を行う。
**前処置**：ポリープ切除をした部位により、腸管洗
　　　浄剤を服用する場合、グリセリン浣腸のみ
　　　の場合がある。
**穿孔**：術中穿孔と遅発性穿孔がある。術中穿孔は、
　　　通電したときに筋層を損傷ことが原因とな
　　　る。遅発性穿孔は、処置時の過通電により、
　　　筋層へ熱が伝わることが原因である。対処
　　　方法はクリップによる縫縮が基本となる。

スネア操作は感覚が大事ですが、新人さんに指導する
ときに、感覚を言葉で伝えることはとても難しいもの
です。教えるときは、ぜひ「二人羽織」を試してみてく
ださい。新人さんと一緒にスネアのハンドルを握り、ポ
リープを掴んだ感覚や切除のスピードを共有すると、
新人さんも技術を習得しやすくなります。

先輩ナース

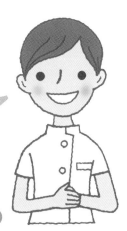

# コールドスネアポリペクトミー（CSP*）

CSPは通電せずに、スネアで大腸ポリープを切除する治療方法です。この手技の対象は、主に癌を疑わない無茎性や平坦型の病変で、10mm未満の大きさといわれています。高周波装置を使用しないため、体内インプラントなどが留置されている患者にも安全に行える治療です。

● 必要物品
・スネア
・ポリープ回収デバイス（ポリープトラップや三脚・五脚鉗子、ガーゼなど）
・検体保管用ホルマリン瓶
・鑷子（せっし）など

● 偶発症
切除直後は出血を認めますが、通常はすぐに自然止血します。通電しないため、後出血や穿孔の危険性はポリペクトミーよりは低くなります。

▼コールドスネアポリペクトミー

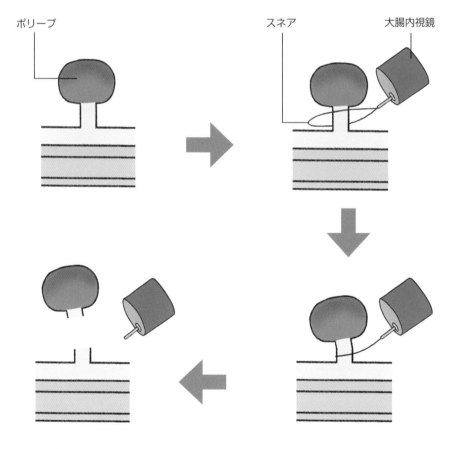

ポリープ　　　　　　　スネア　　　大腸内視鏡

＊ CSP　Cold Snare Polypectomyの略。

# コールドフォーセプスポリペクトミー（CFP\*）とホットバイオプシー

CFPは、組織生検と同じ要領で、通電せずに3mm程度までの大腸ポリープを専用の鉗子で摘除する方法です。鉗子でポリープを把持したまま回収できるため、ポリープトラップなどの回収デバイスは不要です。通常の生検鉗子によるCFPでは、遺残・再発をきたす可能性があります。

また、**ホットバイオプシー**とは、ホットバイオプシー鉗子と高周波装置を用いて大腸ポリープを摘除する手技です。CSPやCFPの普及によって、施行する頻度は減ってきています。

## ● 必要物品

**CFP**：ジャンボコールドポリペクトミー鉗子
**ホットバイオプシー**：
　　　ホットバイオプシー鉗子
　　　高周波装置
**共通**：検体保管用ホルマリン瓶
　　　濾紙

## ● 偶発症

CFPは切除直後は出血を認めますが、生検と同様にすぐに自然止血します。後出血も少なく、穿孔のリスクもありません。ホットバイオプシーは通電を伴う手技であることから、遅発性を含め穿孔・出血の可能性があります。

▼コールドフォーセプスポリペクトミー

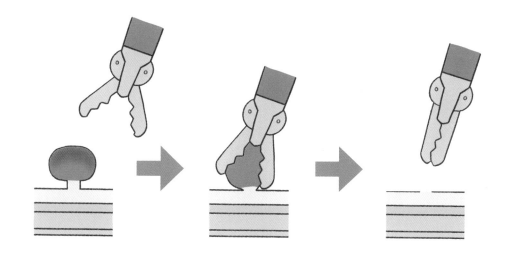

\* **CFP**　Cold Forceps Polypectomyの略。

# 内視鏡的粘膜下層剥離術（ESD）

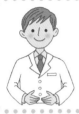

ESD＊は、ポリープ切除術より大きな病変が対象となるため、治療が長時間に及ぶこともあり、患者さんの負担も大きくなります。安全なESDには、循環動態・呼吸状態、皮膚状態の観察など、看護師さんのフィジカルアセスメントが不可欠です。

## ✚ ESDとは

ESDは、粘膜下層に局注液を注入して、高周波ナイフで病変周囲を切開し、さらに粘膜下層を剥離して病変を切除する治療方法です（図A）。現在は、咽頭・食道・胃・十二指腸・大腸を対象に行われています。この治療法が普及したことで、外科手術と比べて低侵襲で、かつ、スネアでは分割切除となる広範囲な病変も一括切除が可能になりました。病変を一括切除することで、遺残のリスクが減り、詳細な病理学的評価ができるというメリットがあります。その一方で、出血や穿孔など偶発症の危険性も高く、熟練した技術を要します。

▼図A　ESDの手順

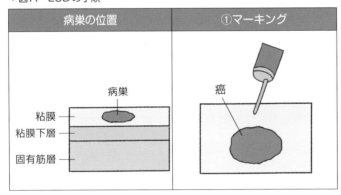

＊**ESD**　Endoscopic Submucosal Dissection の略。

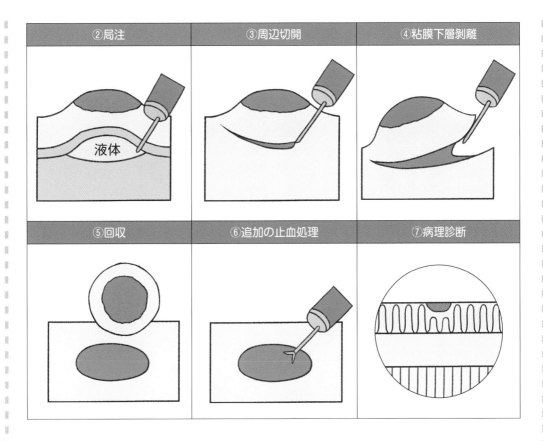

| ②局注 | ③周辺切開 | ④粘膜下層剥離 |
| ⑤回収 | ⑥追加の止血処理 | ⑦病理診断 |

● **必要物品**

・高周波ナイフ　・局注針

・局注液 (生理食塩水、グリセオール、ヒアルロン酸ナトリウムなどにインジゴカルミンで薄く着色する)

・高周波装置 (モノポーラの場合、対極板)

・先端フード　・止血デバイス　・回収デバイス

・検体保管用ホルマリン入り容器

● **看護のポイント**

　高周波熱凝固法と同様に対極板を使用するため、貴金属類が除去されていること、体内インプラントなどの有無は事前に確認しておきます。除去後は、皮膚状態の確認も行います。

　所要時間とともに、鎮静薬、鎮痛薬の投与量も増えていきます。循環動態・呼吸状態の観察が重要です。長時間の治療では、体位により発赤などができる可能性があります。除圧マットやクッションを用いて、負荷のかからない体位を工夫するとともに、終了時は全身の皮膚状態の観察も行います。

　また、治療が長時間に及ぶときは、付き添いの家族に経過を伝えるなどの配慮が大切です。

● **偶発症**

**穿孔・縦隔気腫**：術中穿孔と遅発性穿孔がある。術中穿孔は筋層を損傷することが原因である。遅発性穿孔は、処置時の過通電により、筋層へ熱が伝わることが原因となる。対処方法は、クリップで閉鎖できる場合はクリップを使用する。腹膜刺激症状が出現した場合は開腹手術が適応となることもある。食道穿孔では、縦隔気腫や皮下気腫をきたすことがある。

▼術中穿孔

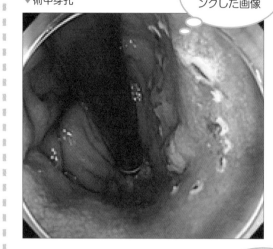

範囲をマーキングした画像

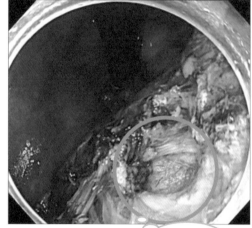

術中に穿孔を認める

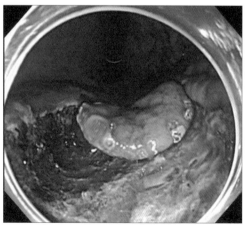

クリップで穿孔部を縫縮

**出血**：術中出血と後出血がある。術中出血は必発するが、処置具の先端や止血鉗子で焼灼処置を行う。稀にクリップを使用することがある。後出血は、治療から2週間程度経過してからも発生する可能性がある。後出血を予防するため、病変の切離後に、潰瘍底の露出血管の焼灼処置を行う。

▼出血

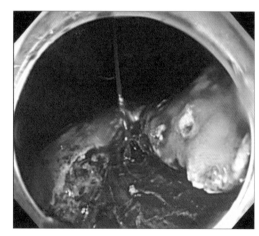

120

**狭窄**：切除範囲により、食道、幽門輪、大腸、肛門で狭窄をきたすことがある。ステロイドを投与して狭窄を予防することがある。狭窄部に対して、スコープによるブジーやバルーン拡張が数回にわたって行われる。

▼狭窄

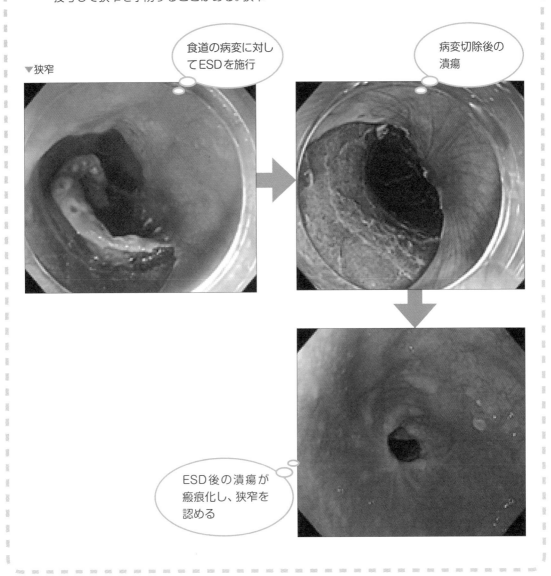

食道の病変に対してESDを施行

病変切除後の潰瘍

ESD後の潰瘍が瘢痕化し、狭窄を認める

# 小腸内視鏡検査
# （バルーン内視鏡）

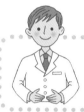 バルーン内視鏡とは、長さ2mの長いスコープとバルーンの付いたオーバーチューブを組み合わせたものです。

## バルーン内視鏡とは

X線透視で位置を適宜確認しながら、バルーンを膨らませたりへこませて、オーバーチューブとスコープを進めたり引いたりすることにより、長い小腸を折りたたむように縮めながら奥へ進めます。経口的にも経肛門的にも挿入することが可能で、両方からの挿入を組み合わせることにより、小腸すべてを観察することもできます。出血に対して止血したり、ポリープを切除したり、狭いところを広げたりすることもできます。また、大腸が長かったり、癒着のために大腸内視鏡を挿入することが困難な患者に対しても有用です。

### ●適応

原因不明の消化管出血（診断と、焼灼術やクリッピングなどの止血処置が同時に可能）、カプセル内視鏡所見の精査、小腸腫瘍の診断・治療（超音波内視鏡）、BillrothⅡ法やRoux-en-Y法の術後の胆管膵管処置（DB-ERCP）、大腸内視鏡挿入困難例における大腸内視鏡検査。

### ●必要物品

バルーン内視鏡専用スコープ、オーバーチューブ、専用システム。

ダブルバルーン内視鏡（DBE）：スコープの先端に装着したバルーンおよびオーバーチューブのバルーンを使用して挿入（富士フィルム社製）。

シングルバルーン内視鏡（SBE）：専用スコープとオーバーチューブに付いたバルーンを使用して挿入（オリンパス社製）。

### ●手技

症状や検査結果に基づいて、経口ルートか経肛門ルートかを決定します。前処置は挿入ルートに応じて上部・下部消化管内視鏡検査と同様で、経口ルートでは前夜からの絶食のみでよいですが、経肛門ルートでは下剤や腸管洗浄剤を使用します。一般的な上部・下部消化管内視鏡検査に比べて検査時間が長くなるため、経口ルートでは深鎮静、経肛門ルートでは意識下鎮静したうえで検査することが多いです。

検査方法としては、内視鏡を操作する術者とオーバーチューブを操作・把持する助手の2名で行うことが多いですが、手技上の工夫や補助具の使用により術者1名のみで行う方法もあります。

### ●手順

オーバーチューブをスコープの手前側に引き寄せた状態で、術者がスコープ本体を持って挿入を開始します。

❶スコープを最大限に挿入してからオーバーチューブを進める。このとき、スコープが抜けてこないようにするため、DBEではスコープ先端バルーンを拡張させて腸管（胃では行わない）を把持するが、SBEではスコープ先端を腸管に引っかけるようにアングル操作して代用する。

❷オーバーチューブ先端のバルーンを拡張し、腸管を把持した状態で全体を引くことで、オーバーチューブ上に腸管を畳み込むように短縮する。

❸DBEであればスコープ先端のバルーンを収縮させ、SBEであればアングルを解除して、内視鏡をさらに奥に挿入していく。この❶❷❸の操作を繰り返し行って，深部小腸に挿入していく。過剰な腸管ガスがあると短縮操作の妨げとなり、深部挿入が困難となるため、二酸化炭素による送気が有用である。

● **禁忌**

・全身状態の著しく不良な患者
・破裂の危険性が高い食道静脈瘤を有する場合
・腹膜炎・消化管穿孔が疑われる場合

● **注意**

　ラテックスアレルギーがある患者には専用オーバーチューブを使用します（DBE）。

● **偶発症**

（経口）急性膵炎、穿孔、誤嚥性肺炎など
（経肛門）穿孔、裂傷、出血など

● **看護のポイント**

・経口の場合は誤嚥・窒息に注意する必要がある（透視による観察では仰臥位にする必要がある場合があり、誤嚥しやすいので介助する）。
・透視室の確保が必要であり、被ばくもある。
・検査中、バルーンやオーバーチューブがファーター乳頭をこすることにより、膵炎や高アミラーゼ血症が起きることがあるため、検査後の腹部症状や採血結果などに注意する必要がある。
・スコープはループを描いて挿入されるが、腸管が引き延ばされて鈍痛を感じることがあるため、鎮静薬と鎮痛薬を併用する場合がある。呼吸状態やバイタルサインの変化に注意する。

▼ダブルバルーン内視鏡（DBE）

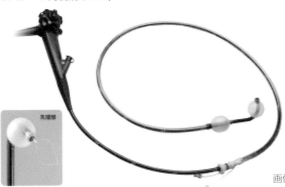

画像提供：富士フイルム株式会社

▼シングルバルーン内視鏡（SBE）

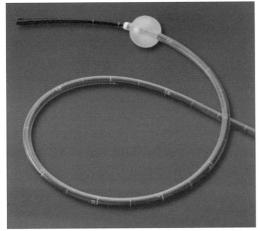

画像提供：オリンパス株式会社

# 内視鏡的逆行性膵胆管造影（ERCP）と胆膵系の治療

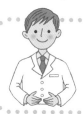

特殊な内視鏡を口から挿入して十二指腸まで進め、胆管・膵管の出口（乳頭）から細いチューブを挿入のうえ造影剤を注入して検査したり、結石を除去したり、ステントを挿入したりする検査・治療です。

## 内視鏡的逆行性胆管膵管造影（ERCP*）

内視鏡的逆行性胆管膵管造影（ERCP）は、十二指腸鏡を口から挿入し、十二指腸下行脚のファーター乳頭に到達するまで進めて処置をします。胆管・膵管の中に専用のカテーテルを挿入し、造影剤を注入し、X線を通して評価します。検査目的に応じて、胆管または膵管にカテーテルを挿入後、ガイドワイヤーを挿入し、処置を行います。

### ●適応
・膵管および胆管、胆嚢疾患や、乳頭部疾患
・膵臓疾患＝膵臓癌、嚢胞性疾患、慢性膵炎、膵管癒合不全、輪状膵
・胆道疾患＝胆管癌、胆嚢癌、胆道結石症、胆管狭窄、膵・胆管合流異常
・乳頭部疾患＝乳頭部癌、乳頭機能不全症

### ●禁忌
・全身状態が著しく不良
・造影剤過敏症（アナフィラキシーショック）
・急性膵炎急性期
・慢性膵炎の急性増悪期

### ●注意
上部消化管狭窄の外科手術後（Billroth Ⅱ法やRoux-en-Y法の術後）には術式を確認し、必要時にはバルーン内視鏡による処置に変更します。

### ●診断目的
膵管・胆管異常をきたす病態すべてに適応。

### ●治療・処置目的
・内視鏡的乳頭括約筋切開術（EST）
・内視鏡的乳頭バルーン拡張術（EPBD、EPLBD）
・内視鏡的胆管ドレナージ・胆管ステント（EBD、EGBD、ENBD、ENGBD、SEMS、FCSEMS）
・内視鏡的機械的結石破砕術（EML）
・経口胆道鏡下結石破砕術（POCSL）
・内視鏡的膵管口切開術（EPST）
・内視鏡的膵管ドレナージ・膵管ステント（EPS、ENPD）
・内視鏡的乳頭切除術（EP）

### ●必要物品
十二指腸鏡（後方斜視鏡）、造影カテーテル、ガイドワイヤー、造影剤。

### ●検査手順
検査・処置が長時間に及ぶことがあるため、二酸化炭素による送気が有用である。

膵管造影にあたっては、ERCP後膵炎の発症も考慮し、造影の量や圧は最小限にとどめる必要がある。

ガイドワイヤーなどにより胆管または膵管を傷付け、粘膜内注入となった場合は、速やかに上級医に交代し、迅速なドレナージを行う必要がある。

＊ERCP　Endoscopic Retrograde Cholangiopancreatographyの略。

❶内視鏡（後方斜視鏡）を挿入する。

❷カテーテルを乳頭開口部へ挿入する。

❸胆管・膵管造影を撮影する。

❹必要な検査と治療を行う。

❺内視鏡を抜去する。

### ● 処置前の看護

❶検査内容や合併症に関して詳しく説明し、理解度を確認する。

❷検査前日21時以降から検査までは絶飲食とする。

❸頸椎症や腰痛、ストーマ造設など、術中の腹臥位の体位の確保が難しい場合には、医師および患者と相談しておく。

❹薬剤アレルギーの有無を確認する。

❺手術歴の確認をする。特に胃切除術の有無について確認する。

❻常服薬と術中に用いられる薬剤との相互作用に留意する。

❼歯のぐらつきや義歯などは内視鏡挿入の障害になり、歯牙の損傷や誤飲などにつながるため、事前に確認して対処しておく。

❽口腔内が不潔だと、検査・治療後の誤嚥性肺炎を発症する可能性があるため、清潔に保っておく。

❾高周波電流を用いる手技では、ペースメーカーを留置している場合、誤作動を起こす可能性があるため、事前に確認し循環器専門医に相談しておく。

### ● 処置中の看護

❶患者の状態把握のため、バイタルサインをチェックし、意識状態、呼吸状態に注意する。苦痛による血圧の上昇、出血や、鎮静薬による血圧の下降などを確認する。

❷スコープとは別の吸引回路を用意し、口腔内貯留物は適宜吸引する。

❸処置中の疼痛などで患者の体動が見られることがあり、転落や静脈ラインなどに対する注意が必要である。

❹体位は腹臥位で施行する。検査時間も長時間になることがあるため、胸部や腹部などの圧迫に配慮し体位を工夫する。

❺鎮静薬と鎮痛薬を併用するため、呼吸抑制やバイタルサインの変化、不穏による体動が起こることがあり、拮抗薬はいつでも投与できるように準備しておく。

### ● 処置後の看護

❶ERCP終了から3時間後の採血時に飲水、翌日の採血結果で食事が可となるので、医師の指示を仰ぐ。

❷合併症やアレルギー症状など、異常がないか確認を行う。

❸検査・治療後、2～3時間ほどで筋性防御（腹壁の緊張）が見られる場合には、重症膵炎や穿孔を発症している可能性があるため、適切な状況把握と対処が必要である。

❹内視鏡による口腔・咽頭部の損傷や、麻酔による呼吸の乱れなど、呼吸状態を確認する。バイタルサインに異常がないか確認する。

❺長時間の検査・治療が行われた場合には、同一体位による皮膚の損傷や疼痛がないか確認する。

❻スコープによる腸管損傷や、治療部からの出血により、血便が見られることがあるため、排便色の確認を指導し、看護師は便性状を患者に確認する。

# 内視鏡的乳頭括約筋切開術 (EST*) とプレカット法

EST用のナイフ (スフィンクテロトーム) を経乳頭的に胆管に挿入し、高周波電流で乳頭部胆管を共通管を含めて切開する手技です。特に総胆管結石症に対するESTによる内視鏡的治療は、標準的治療として行われています。

### ●適応：治療

① 総胆管結石〜肝内結石症の結石除去術、胆管ドレナージ術
② 良・悪性胆管狭窄症、乳頭部腫瘍の胆管ドレナージ術
③ 良性乳頭狭窄症の狭窄解除術
④ 急性胆嚢炎の胆嚢ドレナージ術
⑤ 胆管結石や胆道閉塞に対する胆管ステント挿入時の膵炎予防、胆管鏡・膵管鏡施行前

### ●診断

① 経乳頭的胆管生検
② 非露出腫瘤型乳頭部癌の生検
③ 経口的胆管内視鏡検査
④ 胆管内超音波検査

### ●事前準備

事前に出血傾向の有無や抗凝固薬の内服の確認、肝硬変、傍乳頭憩室、腎不全、血液透析、虚血性心疾患を確認。

### ●必要物品

スフィンクテロトーム、高周波発生装置。

### ●注意

完全房室ブロックの場合にはペースメーカーを非同期設定 (VOOあるいはDOOモード) に変更するように推奨されていますが、ペースメーカーの種類や対処法を循環器専門医にコンサルトを行い手技施行の決定をします。

▼ディスポーザブルトリプルルーメンパピロトーム (CleverCut 3V)

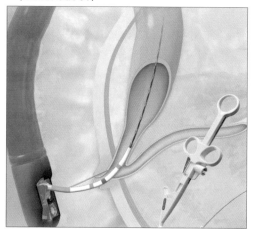

画像提供：オリンパス株式会社

通常法で胆管にアプローチできなかった場合にはプレカット法が適応となります。ニードルナイフを用いたニードルナイフプレカット (NKP、NKPP) と、通常のpull型のスフィンクテロトームを用いる方法 (EPST、EST) があります。

＊EST　Endoscopic Sphincterotomyの略。

▼ディスポーザブルトリプルルーメンプレカットナイフ (NeedleCut 3V)

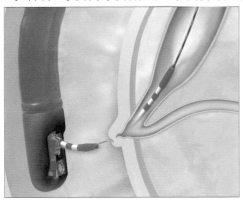

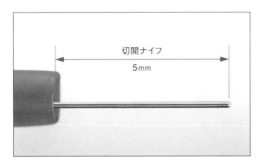

切開ナイフ
5mm

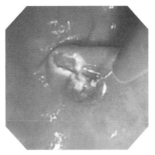

画像提供：オリンパス株式会社

## ●偶発症

**出血**：術中出血と後出血があるが、対処法はいずれも内視鏡的止血術が第一選択。

**穿孔**：穿孔の診断は、手技施行中や手技終了時の内視鏡画面あるいはX線透視画像で、肝下面や腎周囲などの異常ガス像 (free air)、造影剤の漏出や処置具の位置異常などで気付くことがある。ただし、free airは、しばしばX線透視画像で確認が困難なこともあるため、穿孔が疑われた場合には積極的にCTを行う。

**膵炎・胆道炎**：ERCP後膵炎に準じた対処法を行う。予防的内視鏡手技としては予防的膵管ステント留置、wire-guided cannulation法がある。一方、予防的薬物投与としては、NSAIDsの術前後投与が有効とされている。

▼総胆管に結石が充満している (胆管造影)　▼内視鏡的乳頭括約筋切開術 (内視鏡像)

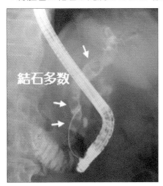

結石多数

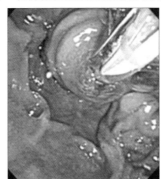

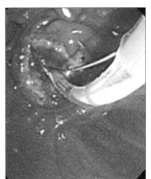

# 内視鏡的乳頭バルーン拡張術（EPBD*）

　胆管結石に対する経乳頭的治療法です。EPBDは直径10mm以下の小口径バルーンを用いて胆管口を拡張させる手技であり、通常、ESTを付加せずに行います。EPLBD*は12mm以上の大口径バルーンを用いて胆管口を拡張させる手技で、EPLBD後に大きな開口部が得られるため、ESTやEPBD単独では治療困難な症例（大結石、多数結石、樽型結石など）においても結石除去が比較的容易に行えます。

### ● 適応疾患
　総胆管結石

### ● 必要物品
　胆道拡張用バルーン（バルーン径は胆管径や結石短径を超えない範囲で選択する）、ゲージ付きインフレータ

### ● 適応
　結石が比較的小さく数が少ない症例、術後再建腸管例、憩室内乳頭例、乳頭機能の温存を重視する場合

### ● 禁忌
　遠位胆管狭窄症例、胆管非拡張症例、急性膵炎症例、出血傾向を有する症例、抗血栓薬内服中の症例

### ● 合併症
❶膵炎、胆道炎（胆管径より大きなバルーンは使用しない、バルーンのくびれが消えない場合は無理をしない）
❷バスケット嵌頓（ESTと比較して胆管開口径が小さいため、複数の結石や大きめの結石を把持した場合は、機械式砕石具を使用する）
❸出血の対応はエピネフリン局注法、バルーン圧迫法、止血鉗子、APCなどがある。
❹穿孔を疑われた場合は単純CTを行う。後腹膜気腫は、気胸や皮下気腫へ発展することがあり注意深い観察が必要。穿孔の診断後は、絶食、輸液管理、抗菌薬投与、胃管留置などによる全身管理と外科医へのコンサルトを行う。

### ● 注意事項
❶拡張時間はノッチ消失後30〜60秒を推奨。
❷バルーン径は、遠位胆管径と結石短径を考慮して選択する。
❸拡張径の目安として、遠位胆管径を超えないようにする。

▼乳頭拡張用バルーン（Giga）

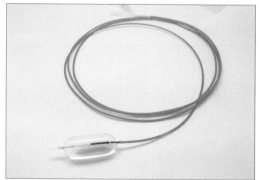

画像提供：センチュリーメディカル株式会社

* **EPBD**　Endoscopic Papillary Balloon Dilationの略。
* **EPLBD**　Endoscopic Papillary Large Balloon Dilationの略。

▼ディスポーザブルバルーンダイレータ（StoneMaster V）

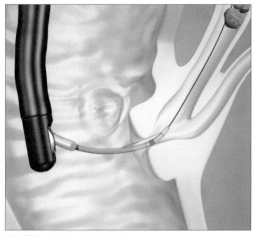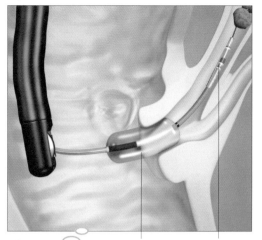

画像提供：オリンパス株式会社

ESTナイフと
EPLBDバルーンが
一体型になっている

EPLBDバルーン　　　ESTナイフ

▼EPLBD内視鏡像

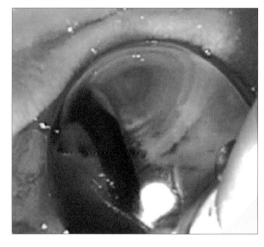

▼透視画像

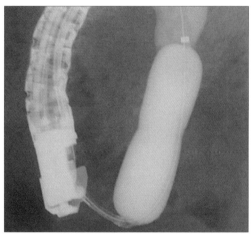

# 結石除去術—BML（機械式砕石具）、バスケット、バルーン

　結石除去術前に結石の状態（結石の個数、胆管径、部位、性質）を把握し、適切な処置具を選択します。

## 1. BML（機械式砕石具）

　バスケットカテーテルのみでは乳頭から排石されないような径の大きい結石を破砕するときに用います。専用のハンドルを用いて締め付けることにより、機械的に結石が砕かれます。シーススライド式やガイドワイヤー誘導式があります。

▼機械式砕石具（LithoCrush V）

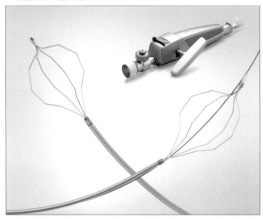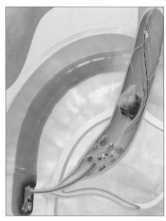

画像提供：オリンパス株式会社

▼機械式砕石具による砕石（左：胆管造影　右：内視鏡像）

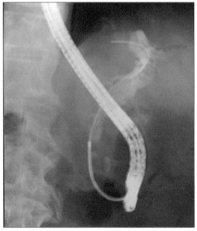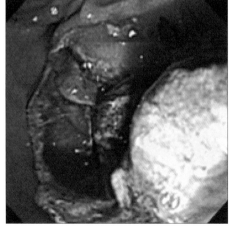

画像提供：オリンパス株式会社

▼緊急用砕石具（BML-110A-1）

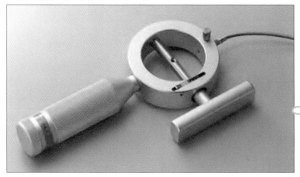

結石が嵌頓した場合（結石をバスケットで把持したまま胆管内から引き抜くことができない）やクラッシャーバスケットカテーテルの破損時に使用

画像提供：オリンパス株式会社

▼結石を把持したまま胆管内から引き抜くことができない場合に使用

| 体内からの引き抜き |
|---|

①砕石具のシースおよびワイヤを切断する

ペンチなどで切断する

②砕石具のシースと内視鏡を体内から除去する

砕石具のシース

| 体内への挿入 |
|---|

①ワイヤをBML-110A-1のコイルシース先端から挿入する

②コイルシースを結石に突き当たるまで体内にゆっくり挿入する

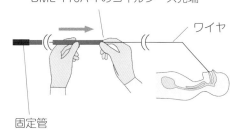

BML-110A-1のコイルシース先端

ワイヤ

固定管

| ハンドルの取り付け |
|---|

①締めネジを緩める　④締めネジを締める

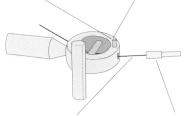

②ワイヤーをシース挿入孔・ワイヤ挿入孔へ通し、グリップまで引き込む

③シース挿入孔に突き当たるまで固定管を挿入する

⑤固定管を押し引きして、確実に固定されていることを確認する

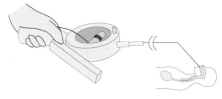

⑥ラチェット爪が付いている面を上にしてラチェットが下がっていることを確認し、ワイヤと一緒にグリップを握る

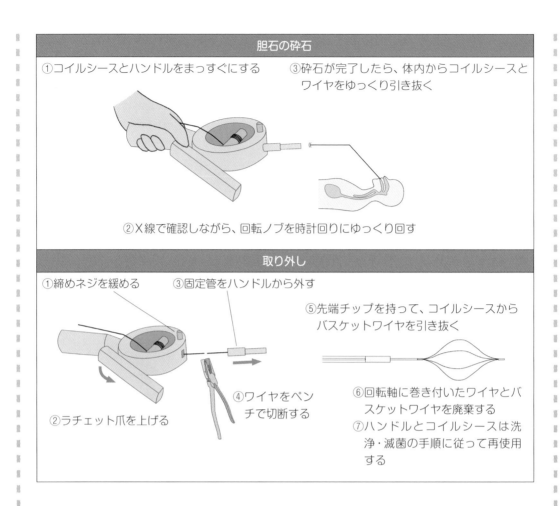

| 胆石の砕石 |
|---|

①コイルシースとハンドルをまっすぐにする　　③砕石が完了したら、体内からコイルシースと
　　　　　　　　　　　　　　　　　　　　　　ワイヤをゆっくり引き抜く

②X線で確認しながら、回転ノブを時計回りにゆっくり回す

| 取り外し |
|---|

①締めネジを緩める　　③固定管をハンドルから外す

⑤先端チップを持って、コイルシースから
　バスケットワイヤを引き抜く

②ラチェット爪を上げる

④ワイヤをペンチで切断する

⑥回転軸に巻き付いたワイヤとバスケットワイヤを廃棄する
⑦ハンドルとコイルシースは洗浄・滅菌の手順に従って再使用する

## 2. バスケットカテーテル

　胆管内でバスケットを展開し、結石を捕捉し除去します。細かい結石を把持しやすいように、4線の構造を持つバスケットや先端がらせん状になっているものなどがあります。ガイドワイヤー誘導式のものが多く、偶発症予防や確実な胆管挿管に有用です。

▼ディスポーザブルNT採石バスケット（VorticCatch V）

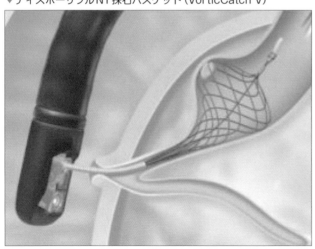
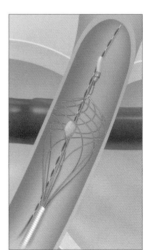

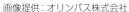
画像提供：オリンパス株式会社

▼コアキス採石用バスケットカテーテル

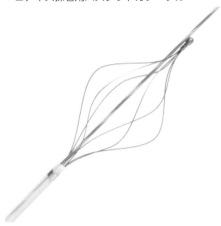

画像提供：ガデリウス・メディカル株式会社

## 3. バルーンカテーテル

**バルーンカテーテル**は、バルーンを胆管内で拡張し胆管壁に沿って十二指腸に引いてくることで結石や胆泥の除去をするために用います。

ガイドワイヤーに沿って胆管に挿管することが可能で、トリプルルーメンになっているため、残石および胆嚢管の走行などの確認をするための造影ができます。

▼Extractor™ ProRX
　エクストラクタープロRXリトリーバルバルーン

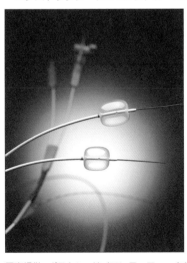
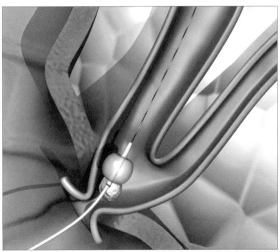

写真提供：ボストン・サイエンティフィックジャパン株式会社

# 内視鏡的胆管ドレナージ（EBD*）と内視鏡的胆嚢ドレナージ（EGBD*）

**内視鏡的胆管ドレナージ（EBD）**は、ENBD（内視鏡的経鼻胆管ドレナージ）とEBS（内視鏡的胆管ステント留置術）に分けられます。**内視鏡的胆嚢ドレナージ（EGBD）**はENGBD（内視鏡的経鼻胆嚢ドレナージ）とEGBS（内視鏡的胆嚢ステント留置術）に分けられます。

ENBD*（内視鏡的経鼻胆管ドレナージ）は、胆管造影ができ、胆汁の性状や量を直接確認でき、培養や細胞診ができ、逆行性感染の危険性が少ないなどの利点がある反面、患者が苦痛を感じる、自己抜去や逸脱の危険性が高くADLが低下しやすいという欠点があります。胆管炎のある場合や結石除去後で細かい残石がある可能性のある場合は、ENBDチューブを留置し数日間観察を行うこ

とがあります。数日後に胆管造影で残石の有無を確認し、あれば再処置となります。チューブの先端の形状や太さは様々であり、用途によって選択します。ENBDチューブを留置する際はERCP後膵炎予防のためESTを行う場合があります。

### ●看護のポイント

・固定などを工夫して自己抜去を予防する。固定の位置などを各勤務時間帯に確認し、位置のずれがないか確認し、ボトル内の排液量の減少やチューブの折れがないか確認する。

・排液の量や性状を確認し、腹痛や背部痛、発熱などの膵炎に伴う自覚症状の出現に注意する。

▼内視鏡的経鼻胆管ドレナージ（X線像）

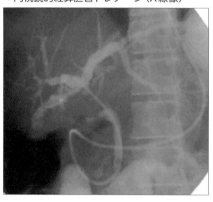

▼クリニ―ENBDチューブ

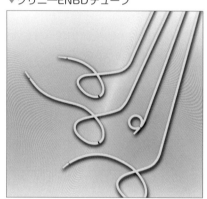

画像提供：クリエートメディック株式会社

EBS（内視鏡的胆管ステント留置術）は、患者の苦痛が少なく、ADLが維持でき、自己抜去の危険が少ないです。また、長期間の留置が可能で複数本留置することもできるという利点があります。しかし、胆汁の色調や量は直接確認できない、逸脱・迷入の危険性がある、逆行性感染の危険性がある、チューブ抜去に再度内視鏡検査を必要とするなどの欠点もあります。

胆管ドレナージに用いられるステントは、プラスチックステント（PS）とメタリックステント（MS）に分けられます。プラスチックステントは

比較的安価であり、抜去が可能ですが、閉塞することがあるため入れ替えが必要となる場合があります。胆管炎や術後胆管狭窄や胆汁漏などの場合に、術前ドレナージなど一時的な留置で用いられることが多いです。メタリックステントは長期開存が望めるので、悪性胆管狭窄や難治例の良性胆管狭窄に用いられます。ステントの種類や径は様々であり、適切なステント（ストレート型やピッグテール型）を選択することで、十二指腸への逸脱や胆管内への迷入を予防できます。

---

＊ **EBD** 　Endoscopic Biliary Drainageの略。
＊ **EGBD** 　Endoscopic Gallbladder Drainageの略。
＊ **ENBD** 　Endoscopic Nasobiliary Drainageの略。

▼一体型ステント（Through & Pass®）

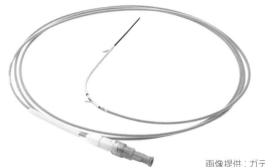

画像提供：ガデリウス・インダストリー株式会社

内視鏡的経鼻胆嚢ドレナージ（ENGBD）は、胆嚢管の形状を理解したうえで適切な処置具を選択し、トルクを利用した熟練されたガイドワイヤーテクニックが必要となります。急性胆嚢炎や胆嚢癌などの症例に用いられることがあります。

▼経鼻胆嚢ドレナージ（ENGBD）の透視像

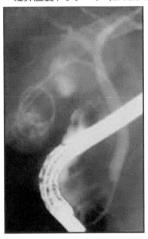

# 内視鏡的経鼻膵管ドレナージ（ENPD*）

膵液のうっ滞を解除する目的、または膵液を採取する目的で行われるドレナージ法です。適応は、膵管と交通を有する膵・膵周囲貯留（膵仮性嚢胞や被包化壊死など）の治療、膵管狭窄や膵石を有する症例における膵液のうっ滞の解除、術後あるいは外傷による膵管損傷の治療などです。膵癌を疑う所見がある場合は、狭窄の尾側にカテーテルを留置するようにします。数日にわたって膵液を採取する場合に適応されます。注意するポイントは経鼻胆管ドレナージと同様です。

▼経鼻ドレナージENBDチューブ・ENPDチューブ

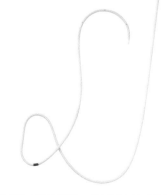

画像提供：ガデリウス・インダストリー株式会社

＊ ENPD　Endscopic Nasopancreatic Drainageの略。

▼内視鏡的経鼻膵管ドレナージ

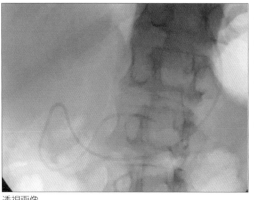

透視画像

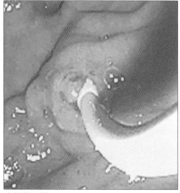

内視鏡画像

## column

# 胆管内、膵管内をさらに詳しく観察！

　胆道鏡は胆道内、主に胆管内病変の直接観察を行う内視鏡検査で、**経口胆道鏡**（POCS＊）と**経皮経肝胆道鏡**（PTCS＊）に大別されます。このうち前者には、十二指腸内視鏡を親スコープとして鉗子口から極細径胆道鏡を子スコープとして胆管へ挿管する親子式（Mother-baby system）、および細径上部内視鏡や経鼻内視鏡を経口的に直接胆管に挿管する**経口直接胆道鏡**（PDCS＊）があります。

▼胆道ビデオスコープ（CHF-B290）

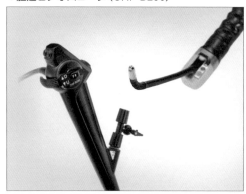

画像提供：オリンパス株式会社

▼SpyScope™ DS Ⅱ
　スパイグラスDS胆管・膵管鏡システム

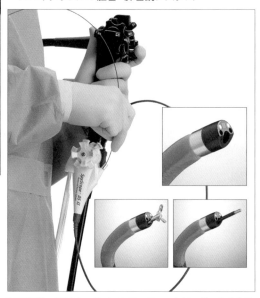

写真提供：ボストン・サイエンティフィックジャパン株式会社

＊POCS　Peroral Cholangioscopyの略。
＊PTCS　Percutaneous Transhepatic Cholangioscopyの略。
＊PDCS　Peroral Direct Cholangioscopyの略。

# 消化管瘻

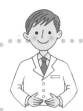

胃瘻とは、何らかの疾患で経口摂取ができない場合に、水分や栄養、薬剤を注入するのに使用する医療処置です。

## 経皮的胃瘻造設術（PEG*）

### ●内視鏡を用いて胃瘻を作ること

　口から食事のとれない方や、食べてもむせ込んで肺炎などを起こしやすい方に対して、直接胃に栄養を入れる栄養投与の方法です。経鼻胃管チューブなどに比べ、患者さんの苦痛や介助者の負担が少なく、喉や消化管などにチューブがないため嚥下訓練や言語訓練もしやすく、チューブが当たることによる消化管粘膜障害も起こしにくいです。

## 経胃瘻的空腸チューブ留置術（PEG-J*）

　胃瘻で逆流し嘔吐などを繰り返す場合に、専用チューブを用い、チューブ先端を十二指腸または空腸内に留置します。

▼PEG-J

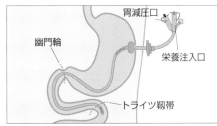

幽門輪
胃減圧口
栄養注入口
トライツ靱帯

## 経皮経食道胃管挿入術（PTEG*）

　経鼻で非破裂型穿刺用バルーンを挿入し、超音波下に頸部食道を穿刺し頸部食道瘻を造設し、拡張したあとに留置チューブを食道内へ挿入し、チューブ先端を胃や小腸に誘導して留置します。胃切除術後の症例や腹水貯留症例、腹膜透析症例などが適応となります。

PTEG ▶

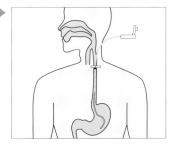

＊**PEG**　　Percutaneous Endoscopic Gastrostomyの略。
＊**PEG-J**　PEG with Jejunal extentionの略。
＊**PTEG**　Percutaneous Trans-Esophageal Gastro-tubingの略。

▼カテーテルの種類

| | ボタン型 | チューブ型 |
|---|---|---|
| **バルーン型** | ●バルーン・ボタン型<br><br>←腹壁→<br>←胃壁→<br>←胃内→<br><br>【長所】<br>・バルーン内の蒸留水を抜いて挿入・抜去（出し入れ）するので、交換が容易である。<br>・目立たず動作の邪魔にならないため、自己抜去（引っ張って抜いてしまうこと）がほとんどない。<br>・栄養剤の通過する距離が短いので、カテーテルの汚染が少ない。<br>・逆流防止機能がある。<br>【短所】<br>・バルーンが破裂することがあり、短期間で交換になることがある。<br>・指先でボタンを開閉しづらい場合がある。 | ●バルーン・チューブ型<br><br><br><br>【長所】<br>・バルーン内の蒸留水を抜いて挿入・抜去するので、交換が容易である。<br>・投与時の栄養チューブとの接続が容易である。<br>【短所】<br>・バルーンが破裂することがあり、短期間で交換になることがある。<br>・露出したチューブが邪魔になり自己抜去しやすい。<br>・チューブ内の汚染が起きやすい。 |
| **バンパー型** | ●バンパー・ボタン型<br><br>←腹壁→<br>←胃壁→<br>←胃内→<br><br>【長所】<br>・カテーテルが抜けにくく、交換までの期間が長い。<br>・目立たず動作の邪魔にならないため、自己抜去がほとんどない。<br>・栄養剤の通過する距離が短いので、カテーテルの汚染が少ない。<br>・逆流防止機能がある。<br>【短所】<br>・交換時に痛みや圧迫感を生じる。<br>・指先でボタンを開閉しづらい場合がある。 | ●バンパー・チューブ型<br><br><br><br>【長所】<br>・カテーテルが抜けにくく、交換までの期間が長い。<br>・投与時の栄養チューブとの接続が容易である。<br>【短所】<br>・交換時に痛みや圧迫感を生じる。<br>・露出したチューブが邪魔になり、自己抜去しやすい。<br>・チューブ内の汚染が起きやすい。 |

出典（図面部分）：胃ろう（PEG）手帳、PEGドクターズネットワーク（PDN）、東京、2002年。その他は、一般社団法人日本静脈経腸栄養学会 静脈経腸栄養テキストブック、一般社団法人日本静脈経腸栄養学会編、南江堂、2017年を参考に作成

▼造設方法の特徴

|  | pull/push法 | introducer法 | introducer変法 |
|---|---|---|---|
| 利点 | ・胃壁固定なしでも造設が可能<br>・チューブタイプのカテーテルで造設できる<br>・造設後の出血が少ない<br>・バンパー型のカテーテルを用いるため、耐久性もあり次回交換までの期間が長い | ・経鼻内視鏡が使用可能<br>・内視鏡の挿入が一度で済み、カテーテルは清潔野である腹壁から直接挿入されるので、潔操手技が可能 | ・経鼻内視鏡が使用可能<br>・内視鏡の挿入が一度で済み、カテーテルは清潔野である腹壁から直接挿入されるので、潔操手技が可能<br>・introducer法に比べると太い径のカテーテルが挿入できる |
| 欠点 | ・いったん内視鏡を抜去したあと、カテーテルが口腔・咽頭を通過しなければならないので、口腔内常在菌との接触を避けることが難しく、清潔手技が困難で、創部感染の原因になる | ・キットの構造上、細いカテーテルしか挿入できない<br>・胃壁の固定が必要<br>・出血のリスクがある | ・胃壁の固定が必要<br>・出血のリスクがある |

▼PEG手技の実際（pull法）

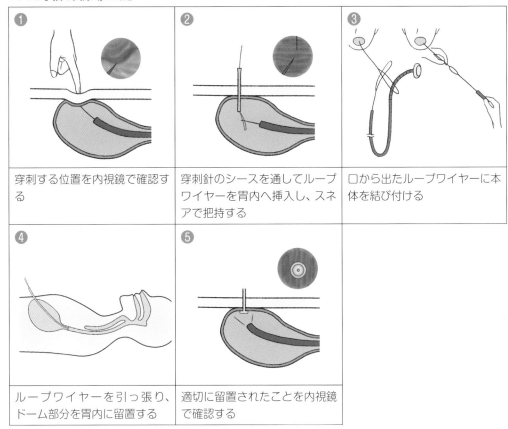

❶ 穿刺する位置を内視鏡で確認する

❷ 穿刺針のシースを通してループワイヤーを胃内へ挿入し、スネアで把持する

❸ 口から出たループワイヤーに本体を結び付ける

❹ ループワイヤーを引っ張り、ドーム部分を胃内に留置する

❺ 適切に留置されたことを内視鏡で確認する

▼PEG手技の実際（pull法）（続き）

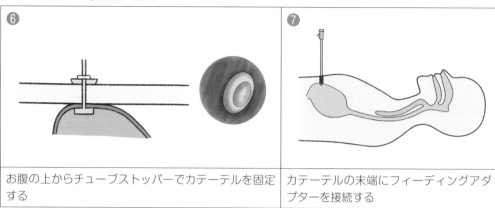

| ⑥ お腹の上からチューブストッパーでカテーテルを固定する | ⑦ カテーテルの末端にフィーディングアダプターを接続する |

▼PEG手技の実際（push法）

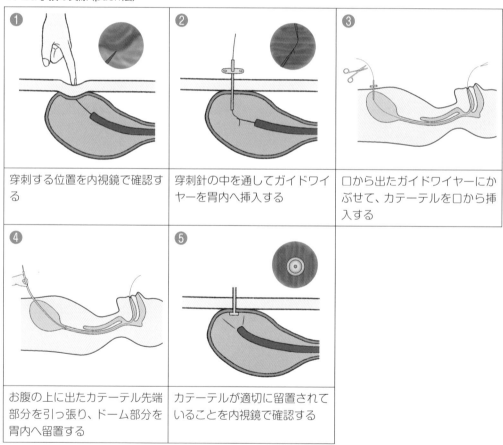

| ① 穿刺する位置を内視鏡で確認する | ② 穿刺針の中を通してガイドワイヤーを胃内へ挿入する | ③ 口から出たガイドワイヤーにかぶせて、カテーテルを口から挿入する |
| ④ お腹の上に出たカテーテル先端部分を引っ張り、ドーム部分を胃内へ留置する | ⑤ カテーテルが適切に留置されていることを内視鏡で確認する | |

# 胃瘻造設術の手順

処置前にCT画像や腹部X線写真で胃壁と腹壁の間に他臓器（横行結腸など）がないか確認しておきます。胃瘻造設について本人や家族に十分説明したうえで処置を行います。交換は約4か月から半年に1回、定期的に行います。

❶内視鏡を挿入し、送気により胃を膨らませてから、挿入部位からの透過光を体表面で確認するか（光サイン）、または体表面から指で押し内視鏡的に胃内腔への圧迫を確認する（指サイン）ことにより、穿刺部位を決定する。

❷胃壁固定具を用いて胃壁と腹壁を固定することで、瘻孔形成前に胃壁と腹壁が離れることを防ぎ、より強固な瘻孔を作ることができ、手技が安全に行える。

❸造設キットを用い、腹壁の厚さに合わせたボタンを選択する。

❹造設が完了したら、体表面や内視鏡的に出血がないか確認し、出血があれば圧迫止血をする。

▼鮒田式胃壁固定具Ⅱ

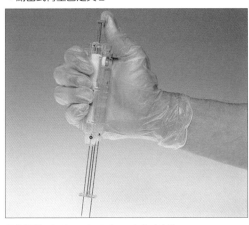

画像提供：クリエートメディック株式会社

▼注入キット

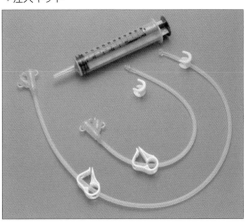

# 術中・術後の偶発症

### ●出血

　基本的にはストッパーやガーゼによる圧迫で止血できますが、不十分な場合は、内視鏡的止血術や胃壁固定の追加を行うことがあります。

### ●他臓器穿刺

　カテーテルの抜去のみで解決する場合と、外科的手術が必要な場合があります。

### ●腹膜炎

　輸液や感染対策、胃管留置による消化管減圧を行いますが、保存的治療で改善しない場合は外科的手術が必要になる場合があります。

### ●肺炎

　胃瘻造設時の内視鏡操作中に起こる誤嚥性肺炎、胃液や胃瘻からの注入物の逆流による誤嚥などもあります。

### ●瘻孔感染

　瘻孔部の観察をすることで早期発見できることが多いです。瘻孔部を洗浄し、圧迫を弱めたり、栄養剤の注入を中止するなどの対策をとります。

### ●看護のポイント

・処置前に口腔ケアができていることを確認する（特にpull/push法）。

・十分説明をしたうえで処置を行うが、意思疎通が図れないこともあるので、急な体動や清潔野の汚染には十分注意を払う。

・局所麻酔時やカテーテル挿入時など、痛みや圧迫感が生じる可能性がある場合には、協力を得られるように声かけを行う。

・鎮静剤を使用することがあるため、呼吸状態の変化などバイタルサインの変動に注意する。

chapter 5

# 感染管理

内視鏡室は、清潔と不潔が混在しやすいことや、
体液（主に唾液、糞便、血液）を扱う処置が多いことから
感染リスクの高い環境にあります。
検査・治療の介助技術にとどまらず、検査室内の環境整備、
スコープや処置具の洗浄・消毒などの知識も持ち、
医療者も患者さんも安心できる環境を整えることが肝要です。

# 感染管理の必要性

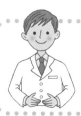

一般的に、感染が成立する条件には、微生物の存在（**感染源**）、微生物に対して感受性のある組織の存在（**感受性宿主**）、微生物が感受性宿主にたどり着くまでの経路（**感染経路**）があります。

## ✚ 感染対策

消化器内視鏡で感染対策の主な対象となるのは、検査・治療で使用したスコープや処置具、および関わった医療者を介して、他の患者や医療者へ感染する交差感染（外因性感染）です。過去には、内視鏡を介したヘリコバクター・ピロリ菌やカルバペネム耐性腸内細菌科細菌（CRE）などの交差感染の報告もあり、感染対策は重要です（図A）。

さらにCOVID-19の感染拡大から、飛沫感染、エアロゾル感染が注目されています。時代や環境の変化に合わせて、感染対策の見直しが求められます。

▼図A　内視鏡を介した外因性感染とその対策

| 感染源 | 感染経路 | 感受性宿主 |
|---|---|---|
| 患者の体液など | 内視鏡検査・治療<br>空気・飛沫・接触感染 | 他の患者<br>医療従事者など |

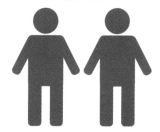

| 対策：洗浄・消毒・滅菌 | 標準予防策・環境整備<br>ディスポーザブル化 | 標準予防策 |
|---|---|---|

### ●標準予防策（Nurse Note 参照）

医療者が感染から自分自身を守るとともに、感染の媒体とならないように、個人防護具を適切に着用します（図C）。また、スコープや処置具の洗浄・消毒を担う洗浄員も個人防護具の着用が必須です。

個人防護具とともに重要な予防策が手指衛生（手洗いや手指消毒）です。WHO（世界保健機関）が指示した「手指衛生の5つのタイミング」（図B）は、すべての医療行為に対応しています。内視鏡室で必要な場面を意識して実践します。

▼図B　手指衛生の5つのタイミング

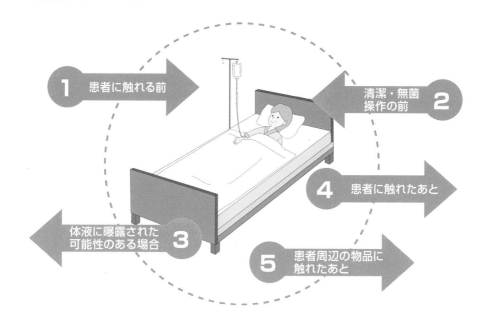

1　患者に触れる前

2　清潔・無菌操作の前

4　患者に触れたあと

3　体液に曝露された可能性のある場合

5　患者周辺の物品に触れたあと

WHO Guidelines on Hand Hygiene in Health Care (WHOの医療における手指衛生ガイドライン)、2009年
http://whqlibdoc.who.int/publications/2009/ 9789241597906_eng.pdf をもとに作成

▼図C　個人防護具の着用

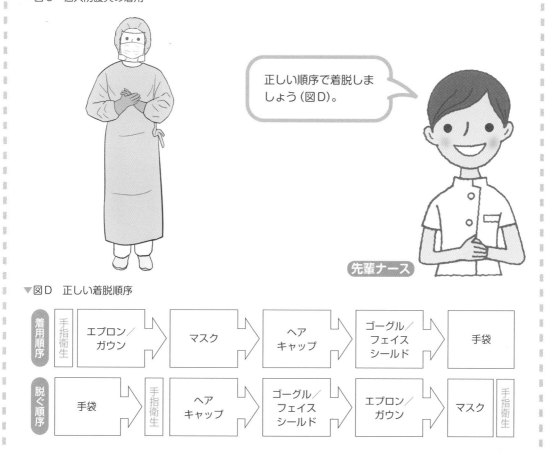

正しい順序で着脱しましょう (図D)。

先輩ナース

▼図D　正しい着脱順序

着用順序：手指衛生 → エプロン／ガウン → マスク → ヘアキャップ → ゴーグル／フェイスシールド → 手袋

脱ぐ順序：手袋 → 手指衛生 → ヘアキャップ → ゴーグル／フェイスシールド → エプロン／ガウン → マスク → 手指衛生

●**機器および環境の洗浄・消毒・滅菌**

　Spaulding分類に基づいて、機器や周囲環境
の洗浄・消毒を行います (Nurse Note参照)。

▼表A　Spaulding分類

| 分類 | 定義 | 器具の例 | 消毒の水準 |
|---|---|---|---|
| クリティカル | 無菌組織や血管に挿入するもの | 生検鉗子、局注針、高周波スネア、パピロトームなど | 滅菌 |
| セミクリティカル | 粘膜または健常でない皮膚に接触するもの | スコープ、超音波プローブ、マウスピースなど | 高水準消毒 |
| ノンクリティカル | 損傷のない皮膚に接触するもの | ベッド柵、光源装置、血圧計のカフなど | 低水準消毒または洗浄 |

滅菌：すべての微生物を完全に排除または死滅させる。
高水準消毒：多数の芽胞が存在する場合を除いて、すべての微生物を殺滅する。
中水準消毒：ほとんどのウイルスや真菌を殺滅するが、必ずしも芽胞を殺滅しない。
低水準消毒：ほとんどの細菌、一部のウイルスや真菌を殺滅する。

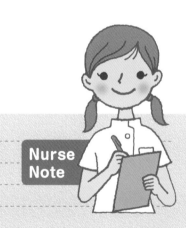

**Nurse Note**

　標準予防策（スタンダードプリコーション）とは、「すべての血液、体液、分泌物（喀痰等）、嘔吐物、排泄物、創傷皮膚、粘膜等は感染源となり、感染する危険性が高いものとして取り扱う」という感染対策です。

　Spaulding（スポルディング）分類とは、感染リスクの程度に応じて、医療機器を3つのカテゴリーに分け、消毒についても3つの水準に分類したものです（表A）。

## スコープの再生処理

Spaulding分類では、スコープはセミクリティカルに該当し、高水準消毒が推奨されており、次の工程で再生処理を行います。

▼図E　再生処理の手順

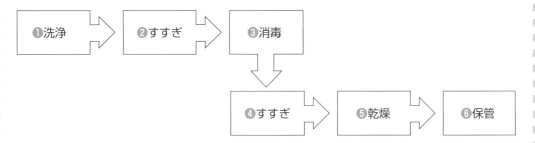

### ❶洗浄

消毒を行う前に汚れを十分に除去する工程です。まずベッドサイド洗浄をしたのち、洗浄室で本格的な洗浄をします。

### ●ベッドサイド洗浄（図F）

使用後のスコープを医師から受け取り、スコープの操作部の外表面を、濡らしたガーゼなどで拭き取ります。酵素洗浄剤200mL以上を吸引します。送気・送水ボタンを外してAWチャンネル洗浄アダプターに付け替え、送気・送水管路内への送水を行います。これらが終了したら、スコープを適度なサイズに丸め、ビニールやコンテナなどに入れて洗浄室へ運搬します。

▼図F　ベッドサイド洗浄

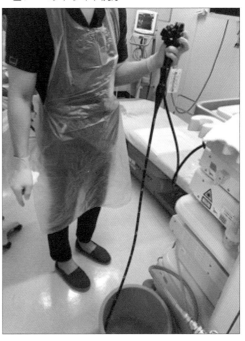

# 用手洗浄

大きめの容器に酵素洗浄剤を入れたものを準備しておきます。スコープに防水キャップを装着してから浸漬させます。柔らかい布やスポンジでスコープの外表面を洗います（図G）。対物レンズや送気・送水ノズル開口部、十二指腸鏡など鉗子起上台のあるスコープは、起上台を下げて細かい部分も洗浄します。

▼図G　用手洗浄

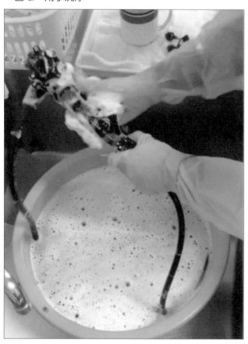

●ブラッシング

流水あるいは酵素洗浄剤下でブラシを用いて管路内をブラッシングします。各方向へのブラッシング回数は決められておらず、ブラシに汚れが付かなくなるまで繰り返します（図H）。

① 吸引シリンダーから2方向（挿入部先端方向と、吸引口金方向）へブラシを通す。それぞれの方向に出たブラシの先端を揉み洗いしてから引き抜く。
② 吸引シリンダー内をチャンネル開口部掃除用ブラシでブラッシングする。
③ 鉗子栓口金内をチャンネル開口部掃除用ブラシでブラッシングする。

▼図H　ブラッシング

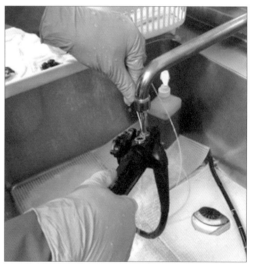

❷すすぎ
流水下で十分にすすぎます。

# 自動洗浄・消毒器を使用する場合

**❸消毒、❹すすぎ、❺乾燥**

　自動洗浄・消毒器では、これらの工程に加え、アルコールフラッシュが行われます（図I）。自動洗浄・消毒器で洗浄消毒を始める前に漏水テストを行います。ピンホールなど異常が見られた場合、気泡が持続的に確認できます（図J）。

▼図I　自動洗浄・消毒器による消毒・すすぎ・乾燥

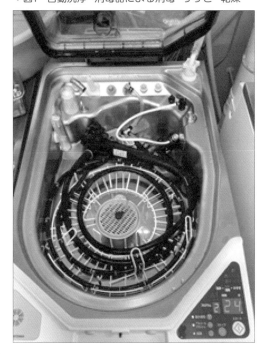

▼図J　管路内のピンホール

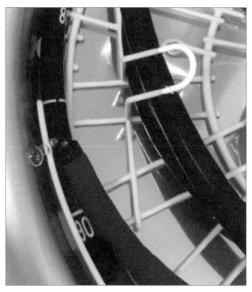

# 自動洗浄・消毒器を使用せず用手で行う場合

**❸消毒**

　全管路洗浄器具を用いて、全管路内に酵素洗浄剤を満たして洗浄します（図K）。全管路洗浄器具を用いて、十分にすすぎ、送気をして水を切ります。その後、消毒液を溜めた容器にスコープ全体を浸漬させ、消毒液を全管路内に満たします。消毒時間は、消毒液の添付文書の指示に従います。

**❻保管**

　清潔なガーゼなどでスコープの外表面の水滴を拭き取ります。スコープの管路内に水分が残っていると保管中に細菌が繁殖するため、鉗子栓やボタンなど付属品を外して保管庫で管理します（図L）。

▼図K　全管路洗浄器具の接続

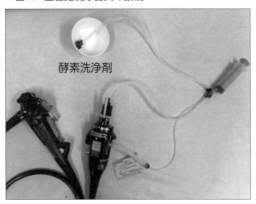

酵素洗浄剤

**❹すすぎと❺乾燥**

　外表面は水道水で十分にすすぎます。管路内は、全管路洗浄器具を用いて消毒液を十分にすすいだあと、送気をして水を切ります。アルコールフラッシュは、同様の要領で管路内にアルコールを注入したあとで、十分に送気をします。

▼図L　保管

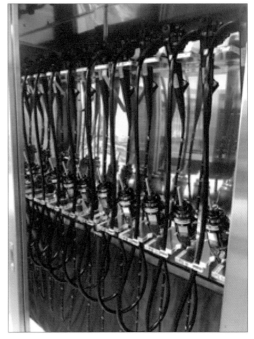

自動洗浄・消毒器を使用する際は、定期的なフィルター交換などメンテナンスも行いましょう。また、用手による洗浄・消毒は、自動洗浄・消毒器の故障や災害など緊急事態の状況下でも行えます。ぜひ覚えておきましょう。

ベテランナース

# 消毒薬

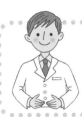

Spaulding分類によると、スコープはセミクリティカルに相当し、高水準消毒が推奨されています。高水準消毒に適した消毒薬について理解しておきましょう。

## 高水準消毒薬

　スコープの消毒には高水準消毒が推奨されており、消毒薬によって、適切な濃度、消毒時間などが異なるため、特性を理解して使用することが大切です（表A）。一方、消毒薬の曝露による結膜炎、喘息、皮膚の色素沈着などスタッフの健康被害の報告もあります。洗浄室は換気をよくし、洗浄時は適切な個人防護具を着用する必要があります。消毒薬の濃度は、経時的な劣化や水による希釈が影響するため、簡易試験紙や濃度モニター機器で濃度管理を行う必要があります。

人体に対する安全性が高い機能水は、その使用ごとに濃度を確認することが求められているようです。よく守っていただきたいです。

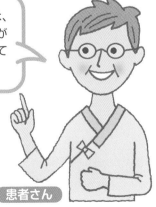

患者さん

151

▼表A　高水準消毒薬の特徴

| 消毒薬 | グルタラール | フタラール | 過酢酸 |
|---|---|---|---|
| 消毒に必要な時間 | 10分間 | 5〜10分間 | 5分間 |
| 最小有効濃度 | 1〜1.5% | 0.3% | 0.2% |
| 濃度を低下させる因子 | 経時的な分解<br>水による希釈 | 水による希釈 | 経時的な分解<br>水による希釈 |
| 特徴 | ・器材の材質を傷めにくい。<br>・有機物（汚れ）と結合して固着する。<br>・刺激臭があり、0.05%ppm以下の環境濃度で用いる。<br>・比較的安価<br>・用手消毒も可能とされているが、消毒後のすすぎを十分に行う必要がある。 | ・器材の材質を傷めにくい。<br>・有機物との接触により黒く着色する。<br>・アナフィラキシーショックの報告があり、眼科や泌尿器科の機材には使用しない。<br>・すすぎが行いにくいため、自動洗浄・消毒器の使用が望ましい。 | ・器材の材質を傷めることがある。<br>・殺菌力が強い。<br>・鉄、銅、亜鉛などは腐食する。<br>・有機物の存在によって不活化されやすい。<br>・カセット方式のため、自動洗浄・消毒器への充填時の蒸気曝露がない。<br>・長時間の浸漬により金属腐食が生じるため、自動洗浄・消毒器での使用が望ましい（10分を超える浸漬は避ける）。 |

　また、機能水（強酸性電解水、オゾン水）は、高水準消毒薬に比べ安価で、人体に対する安全性が高く、承認・市販されている洗浄消毒器があります。しかし、有機物が多い状況下では、強酸性電解水は有効塩素濃度が低下し、オゾン水では溶存オゾン濃度が低下するため、機能水の殺菌活性は容易に不活化されます。そのため、使用ごとに濃度を確認することが求められています。使用に際しては、日本機能水学会監修の「機能水による消化器内視鏡洗浄消毒器の使用手引き」を参考にしましょう。

# 洗浄消毒履歴管理

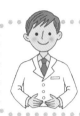

履歴管理を行うことで、不測の事態が生じた場合に確実な対応が可能となります。記録は手書きでの運用も可能ですが、市販のソフトを活用することでより利便性が増します。

## 履歴管理が必要とされる項目

履歴管理が必要とされる項目を次に示します。

・洗浄処理した日付と時刻
・患者情報
・使用したスコープ番号
・洗浄担当者名
・使用した自動洗浄・消毒器
・自動洗浄・消毒器の運転状況

その他、消毒薬の濃度管理、消毒薬の交換日、フィルター交換日、定期メンテナンス内容など。

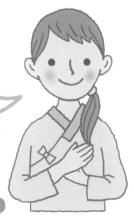

不測の事態が生じた場合、確実な対応を行うには、履歴管理が重要とのことです。患者のための履歴管理を、きちんと行ってほしいです。

患者さん

# 処置具の再生処理

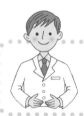

Spaulding分類では、処置具はクリティカルに該当し、滅菌処理を行う必要があります。

## ✚ リユーザブル処置具の再生処理手順

**処置具**には、再生処理を行うことで再使用が可能なリユーザブルと、単回使用のディスポーザブルがあります。ディスポーザブル処置具は、再生処理が行えないため、使用後は適切に廃棄します。リユーザブル処置具の再生処理は以下の手順で行います。

▼リユーザブル処置具の再生処理手順

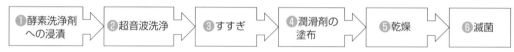

❶酵素洗浄剤への浸漬 → ❷超音波洗浄 → ❸すすぎ → ❹潤滑剤の塗布 → ❺乾燥 → ❻滅菌

**❶酵素洗剤への浸漬**

分解できるものは分解し、洗浄ポートがあるものは洗浄剤を注入します（図A）。

▼図A　酵素洗剤の浸漬

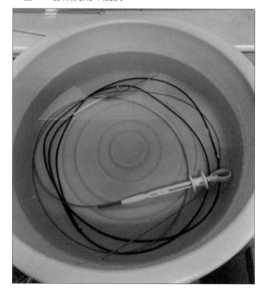

### ❷超音波洗浄

超音波洗浄器のシンクに洗浄剤を準備し、処置具を浸漬させて洗浄ポートから洗浄剤を注入します。30分間超音波洗浄をします（図B）。これにより、コイルの隙間などの目に見えない汚れを落とすことができます。

▼図B　超音波洗浄

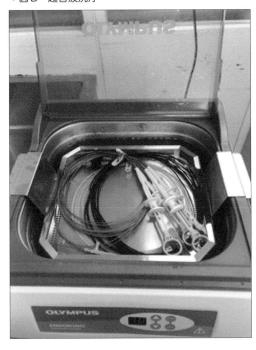

### ❸すすぎ

処置具を十分に水洗いします。洗浄ポートがあるものは、送水・送気を行います。

### ❹潤滑剤の塗布

可動の処置具（生検鉗子、スネア、クリップなど）には潤滑剤を塗布します。長時間浸漬する必要はありません。塗布後は軽く拭き取ります。洗浄ポートのあるものは潤滑剤を注入したあと、送気します（図C）。

▼図C　潤滑剤の塗布

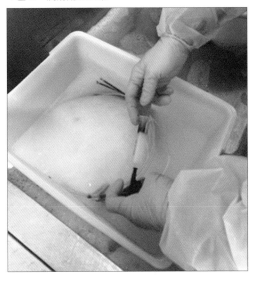

### ❺乾燥

処置具の外表面および内部の水分を十分に取り除き、滅菌バッグで包装します。水分が残ると滅菌不良となるため注意します。

### ❻滅菌

高圧蒸気滅菌を行います。

処置具の再生処理は、施設によっては一元化されており、内視鏡室で「酵素洗浄剤への浸漬」のみを行い、「超音波洗浄」以降の工程を中央滅菌材料部で行う施設もあります。各施設のルールに従って対応します。

# 周辺環境の清掃

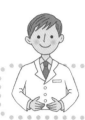

Spaulding分類では、ノンクリティカルに相当します。

## 周辺環境の清掃・消毒

　内視鏡室は、唾液などの消化液、血液、糞便や便汁などを扱う処置が多く、感染のリスクが高い環境にあります。機器とともに、周辺環境の整備も重要です。

▼清掃・消毒方法

| 内視鏡システムのタッチボタン、キーボード、血圧計のカフなど | 1症例ごとに消毒用エタノールで清拭(せいしき)する。 |
| --- | --- |
| 検査台、柵、枕 | 1症例ごとに、消毒用エタノールで清拭する。<br>検査台には紙シートを敷き、症例ごとに交換する。 |
| 壁や床に飛散した血液、体液 | 拭き取ったあと、消毒用エタノールや0.1%次亜塩素酸ナトリウムで清拭する。 |
| 送水ボトルと接続チューブ | ❶毎日、洗浄と乾燥を行い、さらに週に1回滅菌する。<br>❷毎日、次亜塩素酸ナトリウムにより消毒する。<br>(❶あるいは❷を行う) |

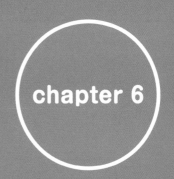

chapter 6

# スコープの故障と予防策

スコープを正しく取り扱うことで、故障の予防につながります。
自施設で多い修理内容をもとに、取り扱いを見直してみましょう。

# 故障と予防策

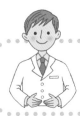

故障に気付かず機器を使用すると、検査や治療に支障をきたすうえに、確実な洗浄消毒が行えず、感染のリスクも高まります。

##  多く見られる故障

　故障による修理費が増えることは施設にとっても不利益です。正しく取り扱って、スコープの故障予防に努めましょう。特に、スコープの軟性部、先端部、湾曲部、操作部といった外装の故障は多く見られるため、主な故障とその予防策について解説します。

### 1. 軟性部の破損
●故障例

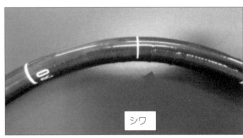

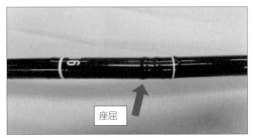

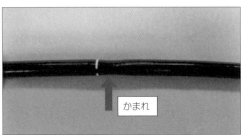

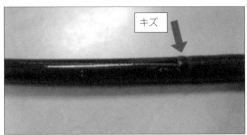

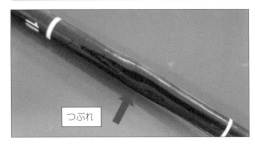

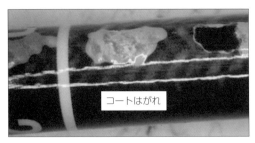

画像提供：オリンパス株式会社

## ●故障原因

考えられる故障原因について以下に示します。

・小さい容器に収納した。
・スコープのコネクター部で軟性部を押し付けた（洗浄時、運搬時など）。
・検査中にマウスピースがズレて、スコープが直接かまれた。
・自動洗浄・消毒器にセッティングしたとき、蓋などに挟み込んだ。
・周辺機器などで軟性部を挟み込んだ。
・処置具と同じ容器に収納した。
・アルコールを含有した咽頭麻酔噴霧薬を軟性部に直接噴霧した。

## ●予防策

予防策について以下に示します。なお、自動洗浄・消毒器の蓋を閉める際に、スコープが槽内に収まっていることを確認します。

▼小さく屈曲させない

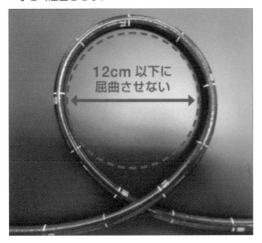

▼運搬時は、両手でスコープを把持する

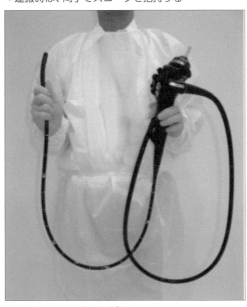

画像提供：オリンパス株式会社

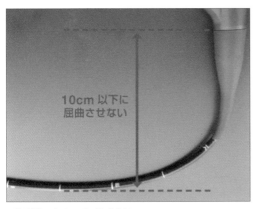

画像提供：オリンパス株式会社

## ●予防策（続き）

▼余裕を持った容器に収納する

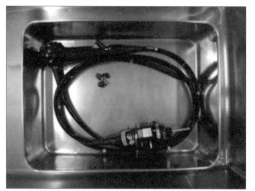

画像提供：オリンパス株式会社

▼ハンガーの高さをセッティング

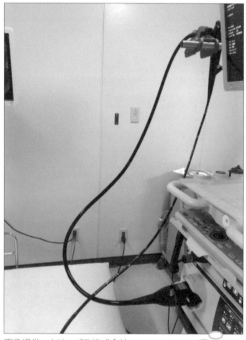

画像提供：オリンパス株式会社

> スコープ長を考慮して、ハンガーの高さをセッティングする。周辺機器に挟まれないように気を付ける

▼スコープが槽内に収まっていることを確認する

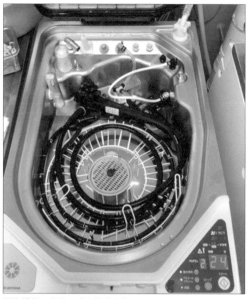

画像提供：オリンパス株式会社

▼ベルト付きのマウスピースを使用する

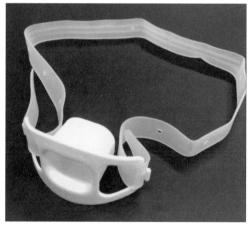

画像提供：オリンパス株式会社

▼スコープに塗布する潤滑剤は水溶性のものを使用する

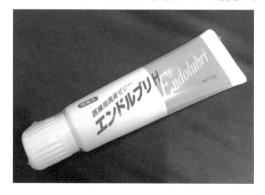

## 2. 先端部の破損

### ●故障例

▼レンズの割れ

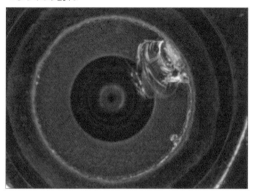

▼ノズルのつぶれ

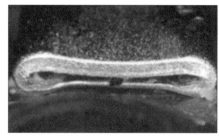

▼カバーのへこみやキズ

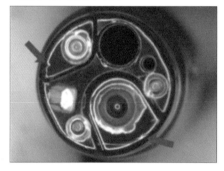

▼レンズのキズ

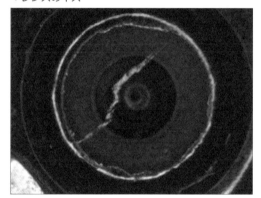

▼カバーの焼け

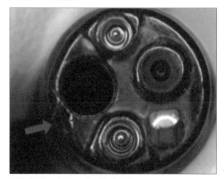

画像提供：オリンパス株式会社

### ●故障原因

考えられる故障原因について以下に示します。

・スコープハンガーから落下した。

・硬いスポンジで先端部を洗浄した。

・処置具の一部が鉗子チャンネル内に収納されたまま、高周波通電された。

・先端部を周囲機器にぶつけた。

## ●予防策

予防策について以下に示します。

▼確実にスコープハンガーにかける

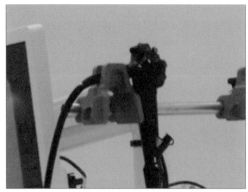

画像提供：オリンパス株式会社

▼レンズ面の洗浄には柔らかいガーゼおよびブラシを
使用する

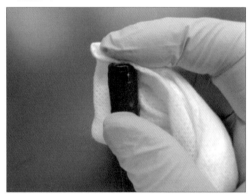

画像提供：オリンパス株式会社

▼先端部が周囲に触れないようにセットする

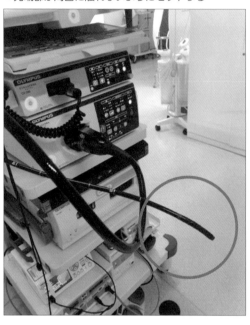

▼先端保護チューブを使用する

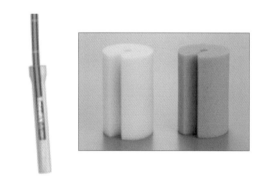

画像提供：（右）ティーメディクス株式会社　（左）ボストン・
サイエンティフィックジャパン株式会社

▼高周波通電時は、絶縁チューブが観察視野内に見えていることを確認する

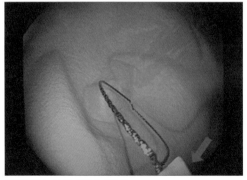

画像提供：オリンパス株式会社

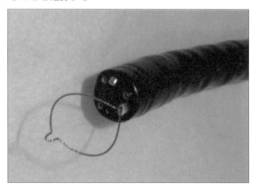

## 3. 湾曲部の破損

### ●故障例

▼湾曲ゴムのピンホール

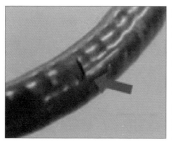
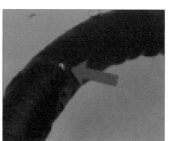

画像提供：オリンパス株式会社

▼湾曲ゴムの破損

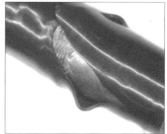

画像提供：オリンパス株式会社

### ●故障原因

考えられる故障原因について以下に示します。

・スコープを持つ際に、湾曲部とコネクター部を一緒に持った。
・滅菌処理の際にEOG口金を付け忘れた、防水キャップを外し忘れた。

### ●予防策

予防策について以下に示します。

▼運搬の際は、両手でスコープを把持し、湾曲部と金属部分を接触させない

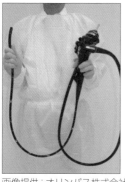

画像提供：オリンパス株式会社

▼防水キャップのないビデオスコープの場合

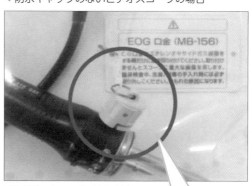

画像提供：オリンパス株式会社

ガス滅菌時は
EOG口金を
取り付ける

▼260シリーズ以前のビデオスコープの場合

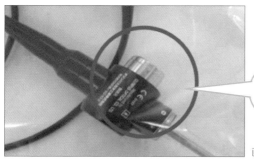

ガス滅菌時は
防水キャップ
を外す

画像提供：オリンパス株式会社

## 4. 操作部の破損

### ●故障例

▼操作部の割れ

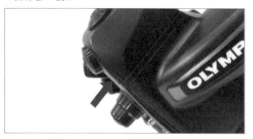

画像提供：オリンパス株式会社

▼リモートボタン部分の割れ

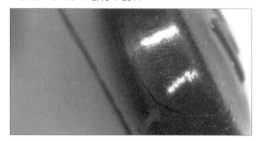

画像提供：オリンパス株式会社

### ●故障原因

考えられる故障原因について以下に示します。

・スコープハンガーから落下した。
・周辺機器やスコープコネクター部の金属と接触した。

### ●予防策

予防策について以下に示します。

▼確実にスコープハンガーにかける

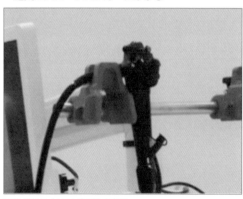

画像提供：オリンパス株式会社

▼運搬時にリモートスイッチ部とスコープの金属部分
　を接触させない

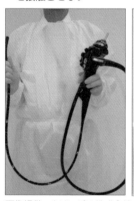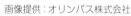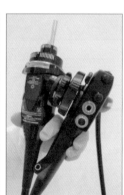

画像提供：オリンパス株式会社

chapter 7

# 消化器内視鏡技師制度

資格をとることがゴールではありませんが、
資格取得は専門性を高めるきっかけや、
スタッフのモチベーションの１つになります。
内視鏡診療に携わるうえで、介助技術だけではなく、
機器や疾患、関連する薬剤、
感染対策の知識など多岐にわたる知識が必要です。
常に向上心や研究心を持って、
先輩たちのようなデキるナースを目指しましょう。

# 消化器内視鏡技師

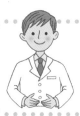

日々進歩・発展する消化器内視鏡診療に従事するコメディカルは、侵襲の高い検査・治療の介助技術のみならず、鎮静を行った患者の管理、機器の保守管理、洗浄・消毒などの感染管理といった面でも、高い専門性が要求されます。

## ✚ 消化器内視鏡技師

消化器内視鏡技師制度とは、日本消化器内視鏡学会の指導の下、必要な知識や技術を備え、かつ積極的に消化器内視鏡業務に従事するコメディカルを「消化器内視鏡技師」と認定するもので、消化器内視鏡診療の円滑化を図る、研究を促進させるといった目的があります。さらに、この制度はコメディカルのモチベーションにもなっています。

### ●主な業務内容

内視鏡および関連器械の管理、補助、整備、修理あるいは患者の看護と術者の介助、事務業務、検査予約、オリエンテーション、資料の管理保存など（ただし、厚生労働省・都道府県知事免許で認められた医療行為の範囲内とする）。

### ●受験資格と受験方法
### ❶対象職種

看護師、准看護師、臨床検査技師、臨床工学技士、診療放射線技師、衛生検査技師、薬剤師

### ❷条件

・日本消化器内視鏡学会専門医が従事する内視鏡室で2年以上の実務経験がある。
・内視鏡に関する所定の講義を受講し、指定された研究会や学会に出席し、内視鏡機器取り扱い講習会を受講している。
・日本消化器内視鏡学会専門医からの推薦があった者。

### ❸受験方法

条件をすべて満たし、所定の申請書類による審査を通過したあと、資格認定試験の受験資格が与えられる。試験に合格した者が消化器内視鏡技師として認定される。

※詳細は日本消化器内視鏡学会あるいは日本消化器内視鏡技師会のホームページを参照

【問い合わせ先】
一般社団法人日本消化器内視鏡学会
技師試験担当
〒101-0062
東京都千代田区神田駿河台3-2-1
新御茶ノ水アーバントリニティビル4階
TEL　　03-3525-4670
Email　gishi@jges.or.jp

# 小腸カプセル内視鏡読影支援技師

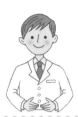
通常の内視鏡診断は医師の領域とされていますが、カプセル内視鏡においては、コメディカルが読影に関わり、医師をサポートすることができます。カプセル内視鏡検査の一連の流れに深く関わることができ、読影が一人前にできるようになると医師と意見交換をして、チーム医療にいっそう貢献できるようになります。

## 小腸カプセル内視鏡読影支援技師

日本カプセル内視鏡学会（JACE）の責任の下、カプセル内視鏡の専門知識と読影技術を備えるカプセル内視鏡読影技師を養成し、優秀な者を資格認定します。この認定制度は、カプセル内視鏡検査および研究の円滑化を図ることを目的としています。

小腸カプセル内視鏡読影支援技師の主たる業務内容は、厚生労働省免許で認められた医療行為の範囲内で、小腸カプセル内視鏡検査の医師による画像診断を支援することです。

小腸カプセル内視鏡読影支援技師は、医師法が定める診療行為を行ってはならず、また、業務上知り得た個人情報を漏らしてはなりません。

●資格認定の要件
❶申請書
❷日本の国家認定の医療関連者法定免許（写）〈看護師（助産師、保健師を含む）、臨床検査技師、診療放射線技師、薬剤師、衛生検査技師、臨床工学技士、准看護師（日本消化器内視鏡学会認定技師資格取得者のみ）〉
❸JACE準学会員証明書
❹JACE会員の認定申請の推薦書
❺JACE会員の指導の下、小腸用カプセル内視鏡検査の画像診断支援を年間10症例以上経験したことを記した実績証明書
❻JACEが実施する小腸カプセル内視鏡eラーニング受講修了証（写）

●資格更新
小腸カプセル内視鏡読影支援技師資格は4年ごとに更新しなければならない。

更新を申請するにあたっては次の書類をJACE理事長宛に提出する。

❶小腸カプセル内視鏡読影支援技師資格更新申請書
❷JACE準学会員証明書（資格認定日から継続してJACE準会員であること）
❸JACEが実施する小腸カプセル内視鏡eラーニング受講修了証（写）〈あるいは教育講演会の受講修了証（写）〉

なお、正当な理由で資格の更新ができない旨をJACE理事長に届け出た場合は、認定技師制度委員会の議を経て2年間まで更新の保留ができる。

# 大腸カプセル内視鏡読影支援技師

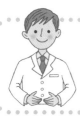 大腸カプセル内視鏡検査では、小腸とはまったく違う病態が見つかり、必要時は大腸内視鏡検査につながります。前処置にも時間がかかり、一日中患者さんと関わることができる検査です。

## ✚ 大腸カプセル内視鏡読影支援技師

　大腸カプセル内視鏡読影支援技師の主たる業務内容は、厚生労働省免許で認められた医療行為の範囲内で、大腸カプセル内視鏡検査の医師による画像診断を支援することです。

　大腸カプセル内視鏡読影支援技師は、医師法が定める診療行為を行ってはならず、また、業務上知り得た個人情報を漏らしてはなりません。

●資格認定の要件

① 申請書

② 日本の国家認定の医療関連者法定免許（写）〈看護師（助産師、保健師を含む）、臨床検査技師、診療放射線技師、薬剤師、衛生検査技師、臨床工学技士、准看護師（日本消化器内視鏡学会認定技師資格取得者のみ）〉

③ JACE準学会員証明書

④ JACE会員の認定申請の推薦書

⑤ JACE会員の指導の下、大腸用カプセル内視鏡検査の画像診断支援を年間5症例以上経験したことを記した実績証明書

⑥ JACEが実施する大腸カプセル内視鏡eラーニング受講修了証（写）

# 索引

# 参考文献

## 〈1章〉

● 技師&ナースのための消化器内視鏡ガイド 改訂第2版、田村君英編集、学研メディカル秀潤社、2017年（p8、p30-39、p110-115）

● 消化器内視鏡機器取扱いテキスト 第3版、日本消化器内視鏡技師会 内視鏡機器等検討委員会監修

● 大圃流 消化器内視鏡の介助・ケア、大圃研他、羊土社、2018年（p29-34、p54）

● 消化器内視鏡 技師・ナースのバイブル、田村君英編集、南江堂、2013年（p50-58、p65-70）

● こんなときどうする？ 内視鏡室Q&A、平塚秀雄／平塚卓監修、中山書店、2008年（p66-69）

● 消化器内視鏡における鎮静法について、草野央、Gastroenterological Endoscopy、2018年、60（1）（p48-56）

● 内視鏡診療における鎮静に関するガイドライン、日本消化器内視鏡学会 内視鏡診療における鎮静に関するガイドライン作成委員会編集、2013年12月

● ブチルスコポラミン臭化物®注20mgシリンジ「NP」添付文書（2019年7月改訂第2版）、ニプロ

● グルカゴン®Gノボ注射用1mg 添付文書（2016年10月改訂第11版）、EAファーマ

● ミンクリア®内用散布液0.8% 添付文書（2016年9月改訂第7版）、日本製薬

● レペタン®注 添付文書（2014年12月改訂第13版）、大塚製薬

## 〈2章〉

● 病気がみえるvol.1 消化器 第4版、福本陽平他編集、メディックメディア、2013年（p31-47、p64-65、p68-71、p76-87、p109-113、p130-139、p146-153）

● 消化器疾患ビジュアルブック、落合慈之監修、学研メディカル秀潤社、2010年（p22-35、p60-77、p80-82、p113-122、p131-133、p94-99）

● 消化器内視鏡技師のためのハンドブック 改訂第7版、日本消化器内視鏡学会編集、医学図書出版、2016年（p254-262、p268-274）

● 消化性潰瘍診療ガイドライン2020 改訂第3版、日本消化器病学会、南江堂、2020年（p4-5）

● これだけは知っておきたい 膵疾患診療の手引き、花田敬士編著、中外医学社、2014年

● 画像と流れで理解できる Visual小腸疾患診療マニュアル 診療のポイントとコツ、山本博徳監修、メジカルビュー社、2011年

● 胆膵内視鏡の診断・治療の基本手技 第3版、糸井隆夫編、羊土社、2017年

● IgG4関連硬化性胆管炎診療ガイドライン、日本胆道学会、2019年

● 自己免疫性膵炎診療ガイドライン2013、厚生労働省難治性膵疾患調査研究班・日本膵臓学会、2013年

## 〈3章〉

● 消化器内視鏡ハンドブック、日本消化器内視鏡学会監修、日本メディカルセンター、2012年（p33-38）

● 技師&ナースのための消化器内視鏡ガイド 改訂第2版、田村君英編集、学研メディカル秀潤社、2017年（p134-135、p155）

● 大圃流 消化器内視鏡の介助・ケア、大圃研他、羊土社、2018年（p35-39、p224-227、p252-255）

● 消化器内視鏡技師・ナースのバイブル、田村君英／星野洋編集、南江堂、2013年（p158-168）

● こんなときどうする？ 内視鏡室Q&A、平塚秀雄／平塚卓監修、中山書店、2008年（p66-68）

● 内視鏡看護勉強会に関するガイドライン集、日本消化器内視鏡技師会／内視鏡看護勉強会委員会監修、2014年（P29-30、P38）

● 消化器内視鏡技師のためのハンドブック 改訂第7版、日本消化器内視鏡学会 消化器内視鏡技師制度委員会監修、医学図書出版、2016年（p101）

●大腸内視鏡検査等の前処置に係る死亡事例の分析、医療事故の再発防止に向けた提言 第10号、医療事故調査・支援センター（一般社団法人日本医療安全調査機構）編集、2020年

●前投薬による偶発症の予防とその対策、小林隆／乾和郎他、消化器内視鏡、2017年、29（11）（p1953-1957）

〈4章〉
●大圃流 消化器内視鏡の介助・ケア、大圃研他、羊土社、2018年（p79-82、p131-135）

●消化器内視鏡ハンドブック、日本消化器内視鏡学会監修、日本メディカルセンター、2012年（p199-210、p269-275、p282-287）

●大圃組はやっている!! 消化器内視鏡の機器・器具・デバイスはこう使え！、大圃研他、金芳堂、2017年（p184-194、p276-280）

●技師＆ナースのための消化器内視鏡ガイド 改訂第2版、田村君英編集、学研メディカル秀潤社、2017年（p224-230、p304-308）

●回転クリップ装置HX-110LR/QR/UR 添付文書（第19版）、オリンパスメディカルシステムズ株式会社、2017年

●消化器内視鏡技師のためのハンドブック 改訂第7版、赤井敏幸他編集、医学図書出版、2016年（p217）

●1.5ミリ以下のポリープ（4）Cold forceps polypectomyとhot forceps polypectomy（hot biopsy）のメリット・デメリット、米田頼晃／樫田博史、臨床消化器内科、2019年、34（9）（p1095〜1101）

●2.6〜10mmのポリープ（2）Cold snare polypectomyとhot snare polypectomyのメリット・デメリット、中田昂／栗林志行他、臨床消化器内科、2019年、34（9）（p1112〜1119）

●カラー図解 PEG完全攻略 胃ろうの適応・禁忌から造設・管理・偶発症対策まで、竜田正晴／東野晃治監修、金芳堂、2012年

〈5章〉
●消化器内視鏡診療における安全学、赤松泰次／下平和久他、消化器内視鏡、2017年、29（11）（p1945〜1951）

●消化器内視鏡に関連した感染―課題と対策、佐藤公／山口達也他、消化器内視鏡、2017年、29（11）（p1975〜1981）

●消化器内視鏡の感染制御に関するマルチソサエティ実践ガイド 改訂版、消化器内視鏡感染制御に関するマルチソサエティ実践ガイド作成委員会、2013年

●技師＆ナースのための消化器内視鏡ガイド 改訂第2版、田村君英編集、学研メディカル秀潤社、2017年（p66-72）2017

〈6章〉
●消化器・気管支内視鏡の故障予防法、オリンパス株式会社

〈7章〉
●一般社団法人日本消化器内視鏡技師会 2019年度版「紀要」、広報委員会監修、2020年（p20-21）

【著者】

**青木 亜由美（あおき あゆみ）**

1999年 川崎市立看護短期大学看護学科 卒業
1999～2014年 昭和大学病院 勤務
2014～2018年 昭和大学江東豊洲病院 勤務
2018年～現在 NTT東日本関東病院内視鏡センター 勤務
日本消化器内視鏡技師会 編集委員会 副委員長
関東消化器内視鏡技師会 幹事
東京消化器内視鏡技師会 幹事

**河上 真紀子（かわかみ まきこ）**

2000年 川崎医療短期大学卒業後、川崎医科大学附属病院に勤務
2001年から内視鏡・超音波センターに配属。現在に至る

【編集協力】
株式会社エディトリアルハウス

【イラスト】
タナカ ヒデノリ

【キャラクター】
大羽 りゑ

看護の現場ですぐに役立つ
**消化器内視鏡看護**

| 発行日 | 2021年 1月20日 | 第1版第1刷 |
|---|---|---|

著 者 青木 亜由美／河上 真紀子

発行者 斉藤 和邦
発行所 株式会社 秀和システム
〒135-0016
東京都江東区東陽2丁目4-2 新宮ビル2階
Tel 03-6264-3105 (販売) Fax 03-6264-3094
印刷所 三松堂印刷株式会社　　Printed in Japan

ISBN978-4-7980-6198-6 C3047